全民阅读·中华养生功法进家庭丛书

何清湖 龙专——总主编

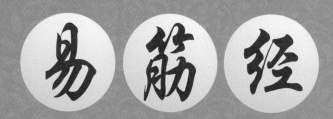

易筋经

张紫茵

全国百佳图书出版单位
中国中医药出版社
·北京·

图书在版编目（CIP）数据
易筋经 / 何清湖，龙专总主编；张紫茵主编 .
北京：中国中医药出版社，2025. 1. --（全民阅读）.
ISBN 978-7-5132-9229-0
Ⅰ . G852.6
中国国家版本馆 CIP 数据核字第 2024M4L145 号

中国中医药出版社出版
北京经济技术开发区科创十三街 31 号院二区 8 号楼
邮政编码 100176
传真 010-64405721
山东华立印务有限公司印刷
各地新华书店经销

开本 880 × 1230 1/48 印张 3.375 字数 135 千字
2025 年 1 月第 1 版 2025 年 1 月第 1 次印刷
书号 ISBN 978 – 7 – 5132 – 9229 – 0

定价 19.90 元
网址 www.cptcm.com

服务热线 010–64405510
购书热线 010–89535836
维权打假 010–64405753

微信服务号 zgzyycbs
微商城网址 https://kdt.im/LIdUGr
官方微博 http://e.weibo.com/cptcm
天猫旗舰店网址 https://zgzyycbs.tmall.com

如有印装质量问题请与本社出版部联系（010–64405510）

《全民阅读·中华养生功法进家庭丛书》

编委会

《易筋经》

编委会

主编

张紫茵

副主编

刘雪勇　汪　磊

编委

戴启晨　翁子怡　丁于烜　龙　璞　罗　敏　刘文海　陈孝邦

丛书序言

在现代社会中，阅读已经不仅是一种获取知识的手段，更是一种生活方式，一种让心灵得以滋养的途径。阅读，不仅是眼睛的旅行，更是心灵的觉醒，是身体与精神的对话。好的书籍如同一盏明灯，照亮我们前行的道路；又如一剂良药，滋养我们的内心世界。正如美国作家梭罗所说："阅读是一项高尚的心智锻炼！"全民阅读的倡导，不仅是为了提升国民的文化素养，更在于通过阅读，引导大众走进博大精深的中华文化，领悟其中蕴含的智慧与哲学。

中华养生功法，作为中华民族传统文化的瑰宝，如同一部流动的历史长卷，记载着古人对生命奥秘的探索与实践。它融合了中医理论、哲学思想和实践经验，通过调身、调息、调心，达到强身健体、延年益寿的目的。在快节奏的现代生活中，中华养生功法以其独特的魅力，为人们提供了一种简单易行、效果显著的养生方式。习练传统养生功法，不仅是中老年人健身养生的首选，也是当代年轻人关注的新焦点。

在全民阅读的热潮中，我们尝试将经典的养生功法与日常阅读相融合，与中国中医药出版社密切合作，精心推出了《全民阅读·中华养生功法进家庭丛书》。这是一套将中医养生理念与实践相结合，旨在提升大众健康素养的中医养生精品丛书。丛书涵盖了现有的主要养生功法，详细介绍了12种中华传统养生功法的概述、技术要领、注意事项和功理作用，包括易筋经、导引养生功十二法、五禽戏、八段锦、大舞、马王堆导引术、六字诀、调息筑基功、少林内功、八法五步、延年九转法、七星功。可以说，这是一套将科学性、科普性和实操性较好融合的中华传统养生功法宝典。

《全民阅读·中华养生功法进家庭丛书》每一分册都是一个独特的篇章，它们共同构成了一幅中华养生的宏伟画卷。从“易筋经”到“马王堆导引术”，从“大舞”到“延年九转法”，每一功法都在向我们展示养生的多元性和实用性。例如，“导引养生功十二法”功法技术深邃，意形结合，动息相随，使习练者在动静之间找到平衡，从而提升生活质量。而“六字诀”，以其简练的字诀，蕴含着强大而深远的养生力量，它教我们如何在快节奏的生活中找到内心的安宁，通过呼吸调控和肢体运动，调和人体内在的气血运行，达到身心和谐。“少林内功”，作为武术文化的内核，更是中华养生的另一种体现，它强调内修外练，通过练习内功，提升身体素质，同时修身养性，通达武道的真谛。经典功法“五禽戏”，源于我国古代，通过模仿虎、鹿、熊、猿、鸟五种动物的动作，达到调和气血、舒展筋骨、强身健体的效果。“大舞”的编创，则是基于对5000

多年前唐尧时期大舞的深入研究及其与现代科学的结合，它不仅保留了传统文化的精髓，还被赋予了新的时代特征。

本套丛书的编写特色之一，就是由体育专业老师担任模特，插配了大量的功法招式彩图。这些功法招式，参考了国家体育总局的健身气功标准，确保动作的标准化和规范化。配以简练的文字，表述清晰准确，使读者能够一目了然，轻松学习。此外，丛书还贴心地提供了动作视频（每分册“功法概述”页扫码即可观看），与图书内容相得益彰，增强了学习的互动性和趣味性。丛书的另一个鲜明特色，就是采用口袋本形式，印制精美，便于携带。无论是在家中、办公室，还是在旅途中，都可以随时翻阅学习，让养生健身成为一种生活常态。通过这套丛书，我们期待每一位读者都能够找到适合自己的养生之道，让阅读与养生成为生活的一部分，让健康和智慧相伴，丰盈人生旅程。

全民阅读，中华养生，打开书卷，让我们共同开启这场身心的健康之旅吧！

丛书主编　何清湖

2024 年 11 月于长沙

前言

在浩瀚的中华传统文化中，健身气功以其独特的魅力，流传千年，深受人们的喜爱。而易筋经，作为健身气功中的瑰宝，更是以其深厚的文化底蕴和显著的健身效果，吸引了无数追求健康生活的人们。

易筋经，源于我国古代中医导引术，相传为梁武帝时代印度和尚达摩所创，长期在道家、佛家及民间习武人士之间广为流传。易筋经讲究易筋、易骨、易髓，通过特定的姿态和特殊的呼吸方法，使气血鼓荡、滋润周身。它注重动作与呼吸相配合，用松紧转换的特殊用力方式，对全身筋骨进行抻拔，从而达到强健体魄、预防疾病的目的。

在易筋经的习练过程中，我们不仅能够感受到身心的和谐统一，更能体会到中华传统文化的博大精深。一招一式均蕴含着古人对生命奥秘的深刻理解和智慧结晶。通过习练易筋经，我们不仅能够改善体质，增强免疫力，还能实现内心的平和与宁静，达到身心合一的境界。这种习练方式，不仅有助于提升我们的专注力和自控力，还能让我们在忙碌的生活中，找到一片属于自己的宁静之地。

随着当今社会的快速发展和人们生活节奏的加快，越来越多的人开始关注健康和养生。易筋经作为一种古老而有效的健身方法，正逐渐受到越来越多人的青睐。因此，我们衷心希望更多的人能够加入易筋经的学习和练习中来，通过这一古老的健身方法，找到属于自己的健身方式和方法。同时，我们也希望广大易筋经爱好者能够不断深入研究、传承和发扬这一宝贵的文化遗产。

《易筋经》的编写和出版是对我国优秀传统文化的传承与创新。同时，习练易筋经，可将古人的修身养性方法带入现代生活中来，推动全民健身运动，增强群众体质健康。易筋经功法技术深邃，理论传承繁杂，在编写过程中我们参考了众多同类著作与文献，在此向相关学术先行者致以崇高的敬意。由于编者水平有限，书中不足之处，欢迎广大读者提出宝贵意见，以便今后修订完善。

本书编委会

2024 年 11 月

目录

第一章 功法概述 — 001
第二章 功法功理 — 005
预备势 — 005
第一式 韦驮献杵第一势 — 009
第二式 韦驮献杵第二势 — 015
第三式 韦驮献杵第三势 — 021
第四式 摘星换斗势 — 029
第五式 倒拽九牛尾势 — 039
第六式 出爪亮翅势 — 049
第七式 九鬼拔马刀势 — 063

目录

第八式　三盘落地势 — 077
第九式　青龙探爪势 — 083
第十式　卧虎扑食势 — 099
第十一式　打躬势 — 119
第十二式　掉尾势 — 125
收势 — 143

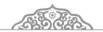

功法概述

微信扫描二维码
功法示范新体验

易筋经是我国古代流传下来的健身养生方法，在我国传统功法和民族体育发展中有着较大的影响，千百年来深受广大群众的欢迎。易筋经源自我国古代导引术，历史悠久，源远流长。据考证，导引由原始社会的“巫舞”发展而来，到春秋战国时期已为养生家所必习。《庄子·刻意》中记载：“吹响呼吸，吐故纳新，熊经鸟申（伸），为寿而已矣。此道引之士，养形之人，彭祖寿考者之所好也。”《汉书·艺文志》中也载有《黄帝杂子步引》《黄帝岐伯按摩》等有关导引的内容，说明汉代各类导引术曾兴盛一时。另外，湖南长沙马王堆汉墓出土的帛画《导引图》中有四十多幅各种姿势的导引动作，分解这些姿势可以发现，现今流传的易筋经基本动作都能从中找到原形。这些都表明，易筋经源自中国传统文化。

易筋经为何人所创，历来众说纷纭。从现有文献看，大多认为易筋经、洗髓经和少林武术等为达摩所传。达摩原为南天竺国（南印度）人，526年来我国并最终到达嵩山少林寺，人称是我国禅宗初祖。据《指月录》记载："越九年，欲返天竺，命门人曰：'时将至矣，汝等盍言所得乎？'有道副对曰：'如我所见，不执文字，不离文字，而为道用。'祖曰：'汝得吾皮。'尼总持曰：'我今所解，如庆喜见阿閦佛国，一见更不再见。'祖曰：'汝得吾肉。'道育曰：'四大本空，五阴非有。而我见处，无一法可得。'祖曰：'汝得吾骨。'最后慧可礼拜，依位而立。祖曰：'汝得吾髓。'"另外，六朝时流传的《汉武故事》等小说中也载有东方朔"三千年一伐毛，三千年一洗髓"等神话。这大概就是"易筋经""洗髓经"名称的由来。在易筋经的传承发展中，少林寺僧侣起到了重要作用。根据史料记载，达摩所传禅宗以河南嵩山少林寺为主。 由于禅宗的修持大多以静坐为主，坐久则气血瘀滞，须以武术、导引术来活动筋骨。因此，六朝至隋唐年间，在河南嵩山一带盛传武术及导引术。少林寺僧侣也借此来活动筋骨，习武健身，并在这个过程中不断对其进行修改、完善、补充，使之成为一种独特的习武健身方式，最终定名为"易筋经"，并在习武僧侣中秘传。目前发现流传至今最早的易筋经十二势版本，载于清咸丰八年潘霨辑录的《内功图说》中。总的来看，传统健身气功易筋经侧重于从宗教、中医、阴阳五行学说等视角对功理、功法进行阐述，并且形成了不同流派，收录于不同的著作中。

从20世纪50年代开始，易筋经十二势功法广为流行，形成了很多流派。21世纪初，为了使健身气功这一中华民族优秀传统文化不断发扬光大，更好地为广大群众强身健体服务，国家体育总局健身气功管理中心从挖掘整理优秀传统养生健身功法入手，组织专家以科研课题方式，编创推出了易筋经、五禽戏、六字诀、八段锦四种健身气功功法，武汉体育学院承担易筋经的编创任务。

易筋经每一势动作都讲究上下贯通，左右对称，内外结合，刚柔相济，柔缓适宜；注重由易到难，循序渐进。练功以调身为基础和前提，以调息为重要环节，以调心为核心环节，意气相随，形断意不断；以自然为主旨，不刻意追求意念和呼吸，特殊动作特殊处理，对不同需求的个体或群体，可做相应调整。在功能上以祛病强身、养生康复、益寿延年为主旨，在轻松、愉快的练习中优化人体生命整体功能状态。易筋经在传统理论的基础上，应用现代运动解剖学、运动生物力学等相关理论，从脊柱的结构、功能、调理身体的作用等方面进行了分析和研究，提出脊柱运动的理论，丰富了易筋经筋膜理论，形成了一套融传统与时代于一身，集修身与养性于一体，适合不同群体学练的健身气功功法。易筋经一经推出，就受到国内外气功爱好者的广泛推崇和喜爱，引起诸多专家学者的持续关注，并从文化内涵、健身效果、功法教学等方面展开了多视角的研究，让这一功法在理论、技术更加成熟的同时，发展成为世界各国民众祛病强身、益寿延年的重要健身方法，同时成为正确认知中华优秀传统文化的重要载体。

第二章

功法功理

预备势

技术要领

动作 两脚并拢直膝站立，两手自然垂于体侧；下颌微微收起，百会虚领，唇齿合拢，舌自然平贴于上腭；目视正前方（图1）。

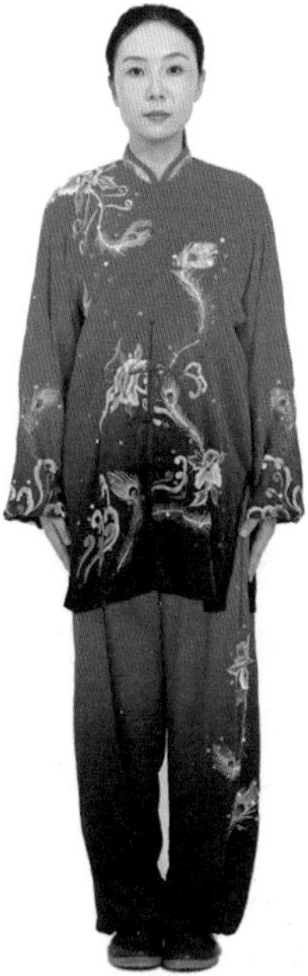

图1

【注意事项】

❶ 全身放松站立，身体保持中正，呼吸自然，目光内含，心平气和。

❷ 调息数次，逐渐进入练功状态。

【功理作用】

宁静心神，调整自身呼吸，内安五脏，端正身形体态。

第一式 · 韦驮献杵第一势

技术要领

动作一 左脚朝左侧开半步，两脚内侧约与肩同宽，两膝微屈，成开立姿势；两手自然垂于体侧（图2）。

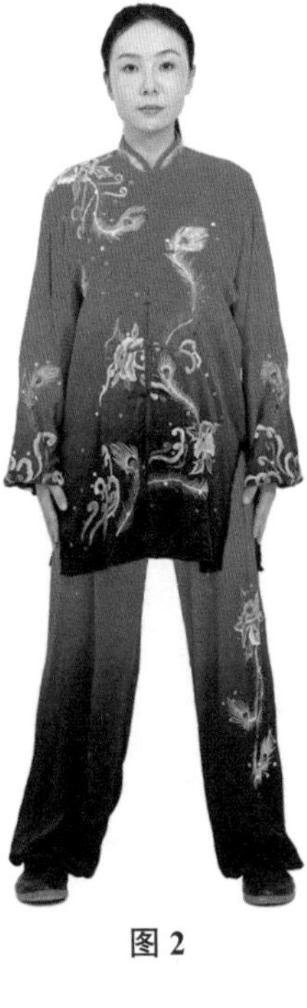

图2

动作二 两臂自体侧朝前抬至前平举，掌心正相对，指尖朝前（图 3）。

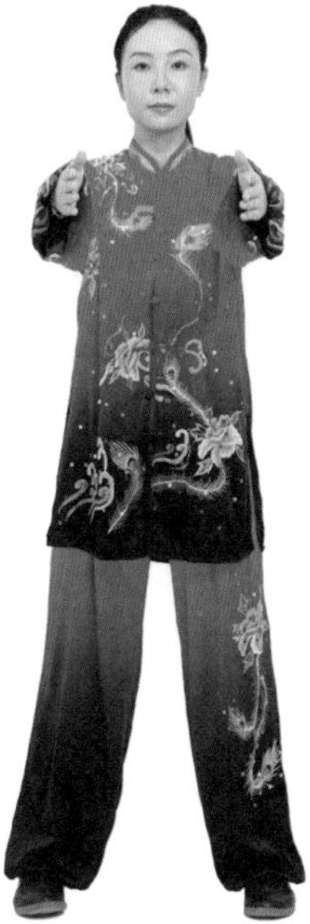

图 3

动作三 两臂由直臂变为屈肘，自然回收，指尖朝斜前上方约 30°，两掌合于胸前，掌根与膻中穴同高，腋下虚含；目视前下方（图 4a、图 4b）；动作稍停顿。

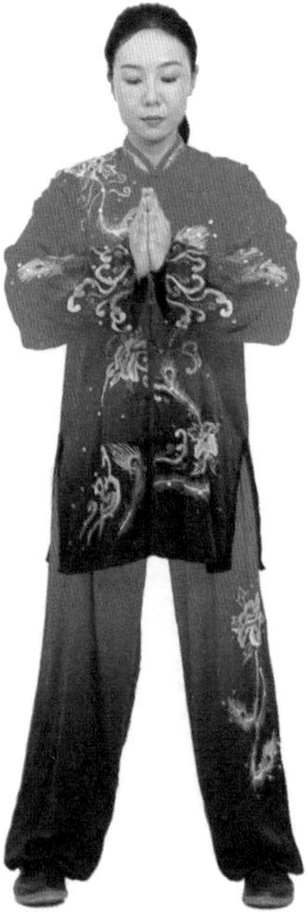

图 4a

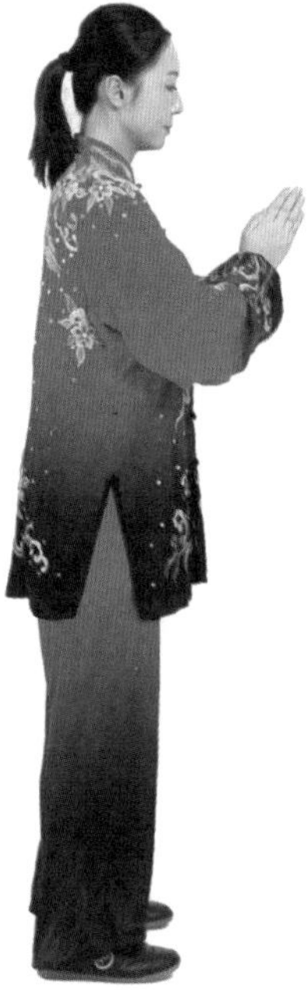

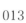

图 4b

【注意事项】

❶ 两肩同时放松，腋下虚含。

❷ 两掌合于胸前，应当略停片刻，以达到气定神敛的目的。

❸ 动作自然放松，注意调整幅度，应虚腋如夹鸡蛋，不可紧张过分用力。

【功理作用】

❶ 古人云："神住气自回。"通过敛神与两掌相合的动作，可起到气定神敛、均衡身体左右气机的作用。

❷ 可改善神经、体液的调节功能，促进血液循环，提高身体代谢，消除疲劳。

第二式 · 韦驮献杵第二势

技术要领

动作一 接韦驮献杵第一势。两肘抬起至水平，两掌伸平，十指相对，掌心朝下，掌臂约与肩同高（图5）。

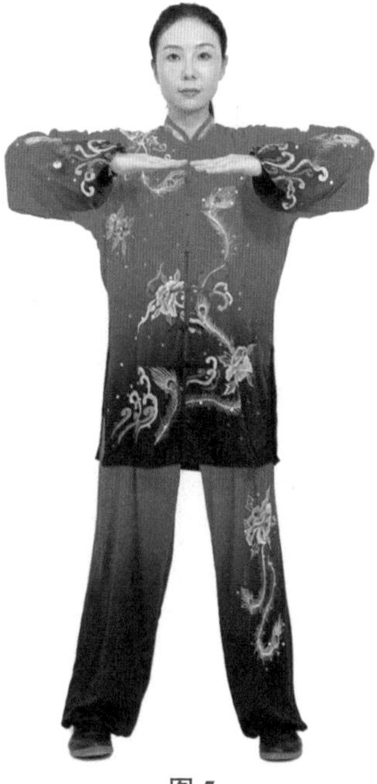

图5

动作二 两掌朝前伸展，两臂自然伸直，掌心朝下，指尖朝前，舒掌为自然掌（图6）。

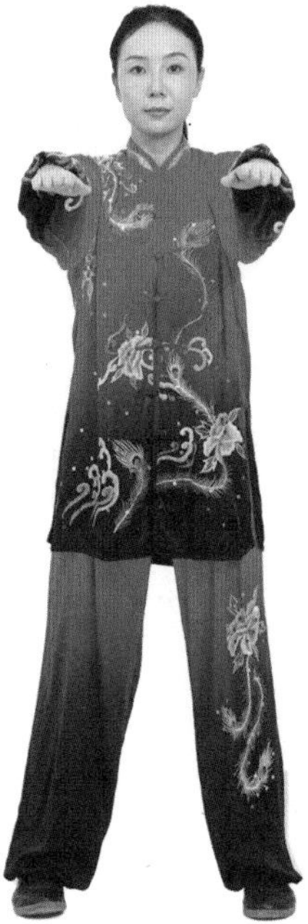

图 6

动作三 两臂朝左右分开至侧平举，掌心朝下，指尖朝外（图7）。

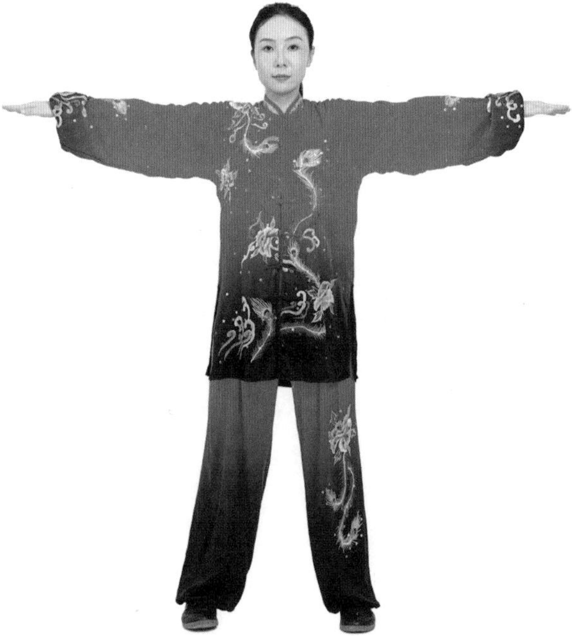

图 7

动作四 五指自然并拢，两中指带动其余指关节朝上坐腕立掌，指尖朝正上方，沉肩坠肘；目视前方（图 8）。

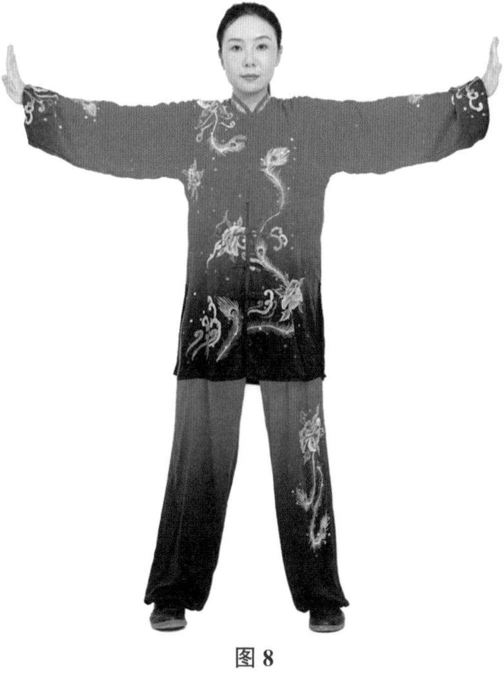

图 8

【注意事项】

❶ 两掌外撑，力在掌根，掌心朝正左正右。

❷ 坐腕立掌时，两脚踩实，脚趾抓地。

❸ 自然呼吸，气定神敛，心思沉静，精神内收。

❹ 两臂侧平举时自然伸直，与肩同高。

【功理作用】

❶ 通过自然伸展上肢与立掌外撑的动作导引，起到疏理上肢经络的作用，并且具有调练心、肺二脏之气，改善呼吸功能及促进气血运行的作用。

❷ 可提高肩、臂的肌肉力量，有助于舒展上肢肌肉，并且改善肩关节的活动功能。

第三式・韦驮献杵第三势

技术要领

动作一 接韦驮献杵第二势。手腕放松，同时两臂朝前平举，屈肘内收前臂至胸前位置，掌心朝下，掌与胸相距约一拳，两手中指指尖间距约一拳；目视正前方（图 9、图 10）。

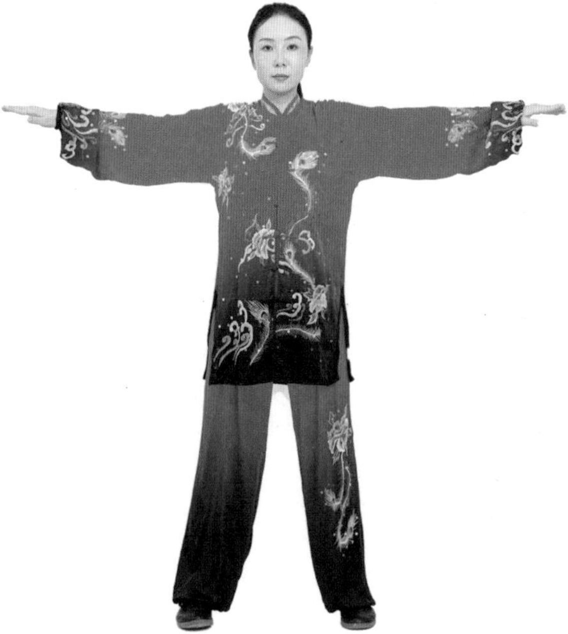

图 9

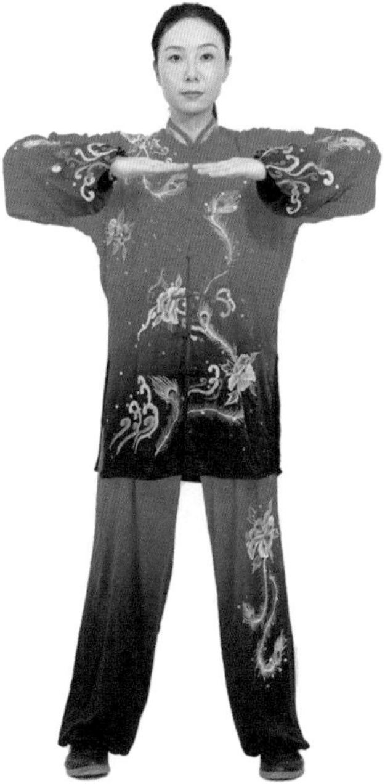

图 10

动作二 两掌同时外旋，翻掌上撑至耳垂下，自然掌掌心朝上，虎口相对，两肘同时外展，约与肩部为同一水平（图 11、图 12）。

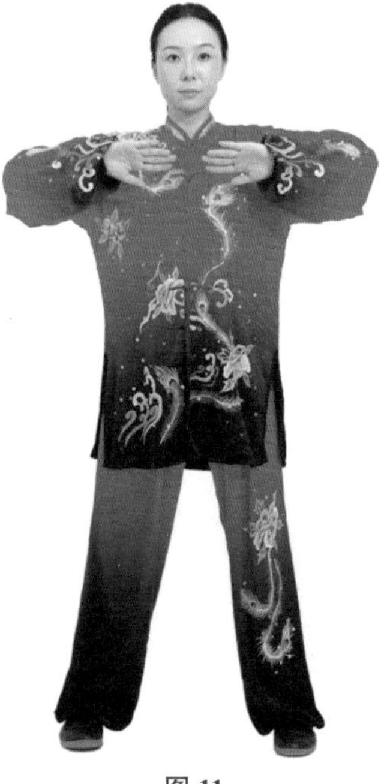

图 11

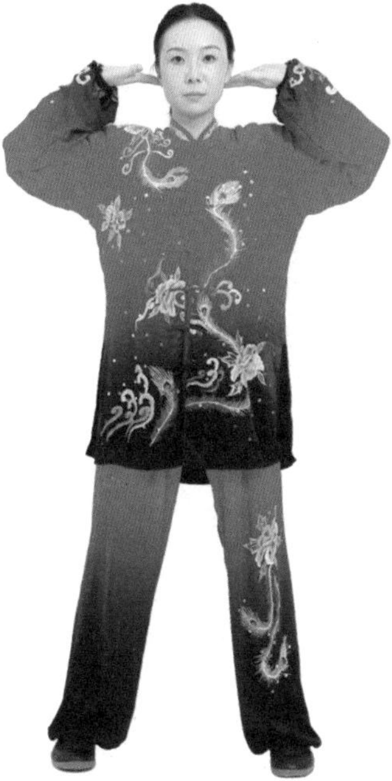

图 12

动作三 身体重心微前移至两脚前脚掌支撑，提踵；同时两掌上托至头顶正上方，掌心朝上，展肩扩胸，伸直肘部；微收下颌，舌抵上腭，咬紧牙关（图 13a、图 13b）。

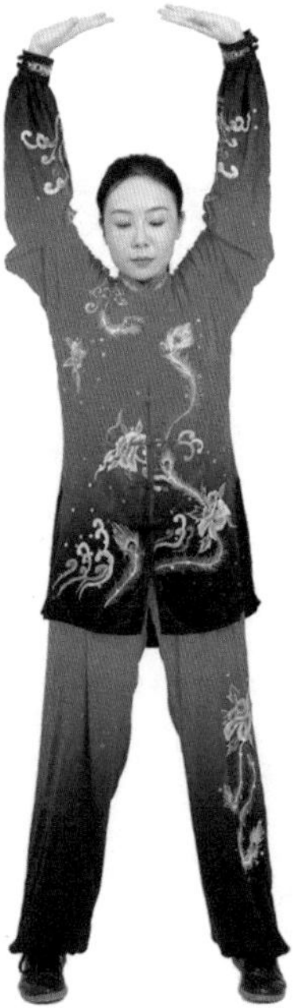

图 13a

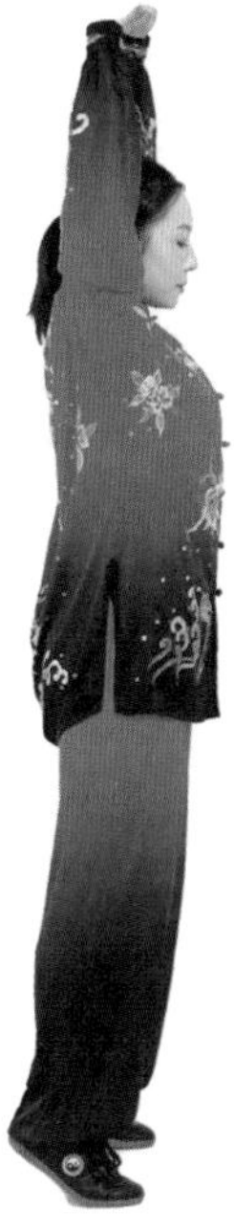

图 13b

动作四 静立片刻。

【注意事项】

1. 两掌上托时，用前脚掌支撑，使支撑力量到达四肢，下沉脊柱使之竖直，同时身体重心略微前移。
2. 年老或体弱者可自行调整提踵的高度，可适当下降。
3. 上托时，注意力通过“天门”灌注两掌，目视前下方，自然呼吸，精神内守。
4. 两掌上托时，伸肘至直臂，两臂垂直于地面，同时两臂夹耳。
5. 上托时强调的是注意力灌注于两掌，而不是目视两掌。

【功理作用】

1. 通过上肢撑举和下肢提踵的动作导引，可调理上、中、下三焦之气，并且将三焦及手足三阴经、五脏之气全部激发调动。
2. 可改善肩关节活动功能以及提高上下肢的肌肉力量，促进全身血液循环。

第四式·摘星换斗势

技术要领 左摘星换斗势

动作一 ①接韦驮献杵第三势。两脚跟缓慢落地并踩实；同时，两手握拳，拳心朝正外侧，两臂略微下落变为侧上举（图 14）。

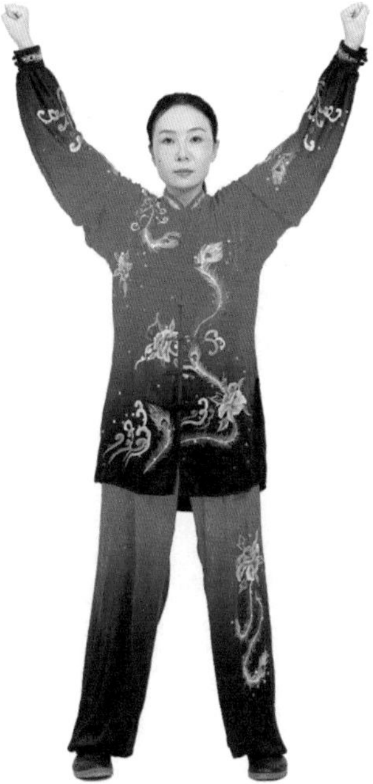

图 14

动作一 ②随后两拳缓慢伸开变为掌，掌心斜向下，全身放松同时保持中正；目视前方（图 15）。

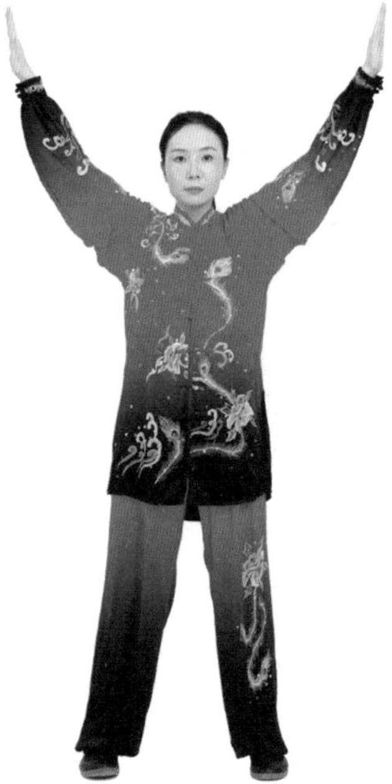

图 15

动作一 ③身体左转，略微屈膝，同时，右臂上举经过体前下摆到左髋关节外侧做“摘星”动作，右掌自然张开（图 16）。

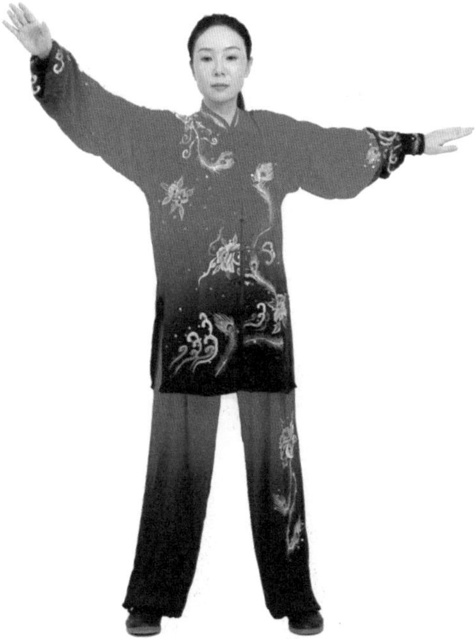

图 16

动作一 ④左臂经过体侧下摆到身体后侧，左手背外劳宫穴轻轻贴住命门穴；目视右掌（图 17a、图 17b）。

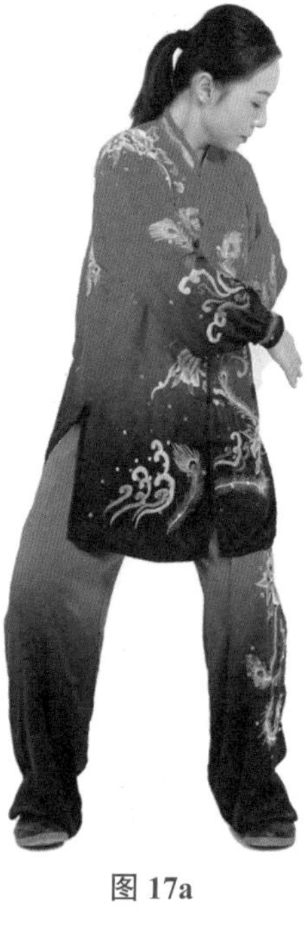

图 17a

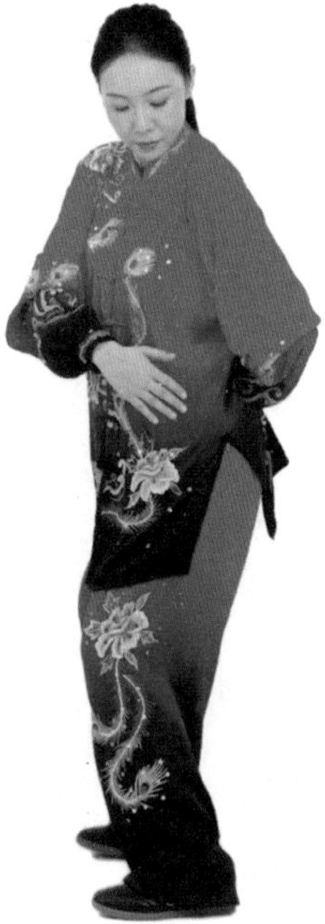

图 17b

动作二 ①挺膝伸直，百会虚领，身体转正；同时，右手经过体前朝额上摆至头顶右上方处，松开手腕，肘部微屈，掌心朝正下方，五指朝左，中指尖垂直于右肩肩髃穴；左手背轻贴命门穴，将注意力灌注命门穴：右臂上摆时眼随手走，定势后目视掌心（图 18）。

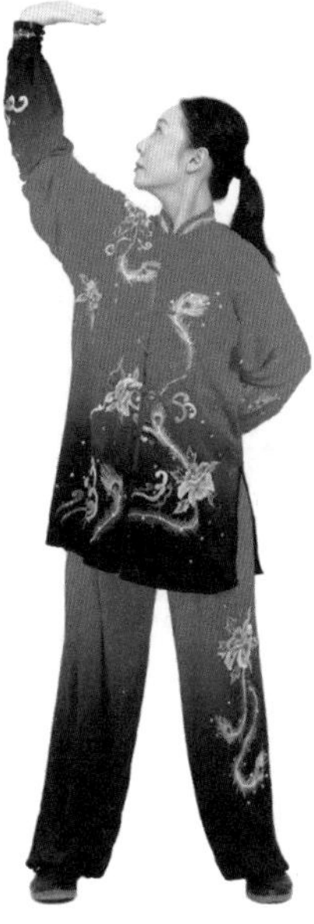

图 18

动作二 ②安静站立片刻，然后两臂朝体侧自然伸展（图 19）。

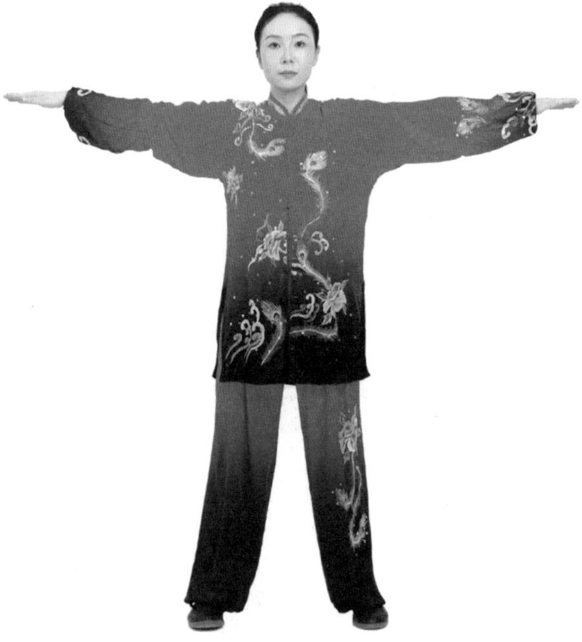

图 19

右摘星换斗势

右摘星换斗势与左摘星换斗势动作相同，唯方向相反。

【注意事项】

❶ 转身时以腰带动肩部，肩部再带动手臂。

❷ 目视掌心，注意力灌注命门穴，同时保持自然呼吸，不可憋气。

❸ 对于颈肩部有问题的患者，可根据自身情况调整动作幅度。

❹ 视线向上时，注意放松腰部并且收紧核心。

❺ 保持自然放松，通过腰部带动上肢运动使得动作柔和自然。

【功理作用】

❶ 通过本势阳掌（掌心向上）转阴掌（掌心向下）的动作导引，目视掌心，注意力灌注命门穴，将发动的真气收敛集中，下沉至腰间两肾及命门穴，可以壮腰健肾，延缓衰老，促进气血流通。

❷ 可增强颈、肩、腰等部位的活动功能及肢体力量。

第五式・倒拽九牛尾势

右倒拽九牛尾势

动作一 ①接摘星换斗势。双膝微屈，身体重心转移至右侧，左脚朝左侧后方约 45° 撤步（图 20、图 21a、图 21b）。

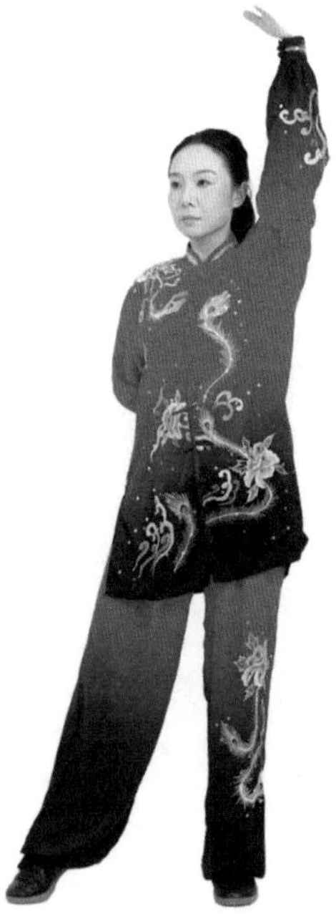

图 20

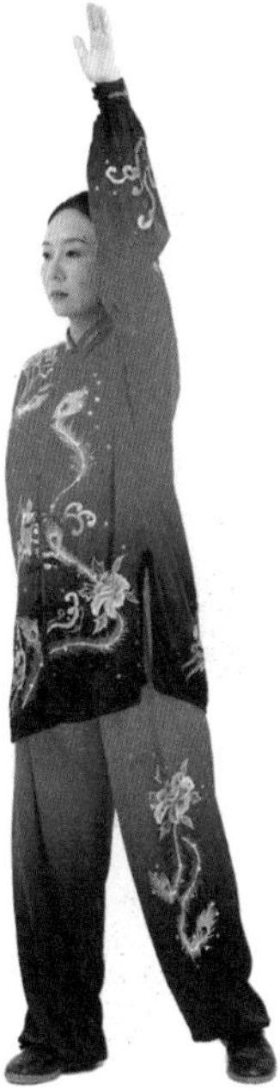

图 21a

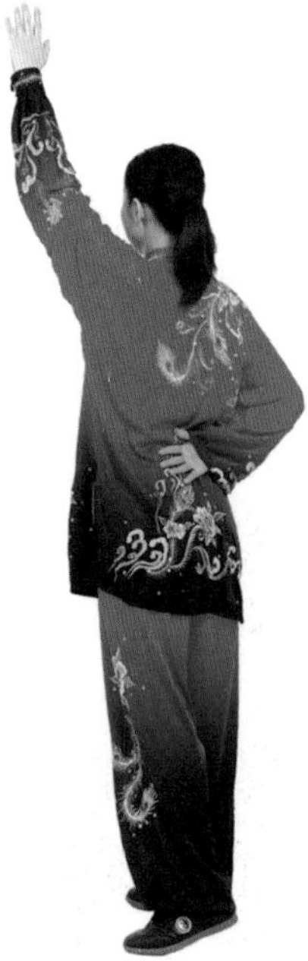

图 21b

动作一 ②右脚跟内转，右腿屈膝成右弓步；同时，左手内旋，朝前、朝下划弧后伸，从小指到拇指依次发力内收握成拳，拳心朝上；右手朝前上方划弧，伸至与肩平时小指到拇指依次发力握成拳，拳心朝上且稍高于肩；目视右拳（图 22、图 23）。

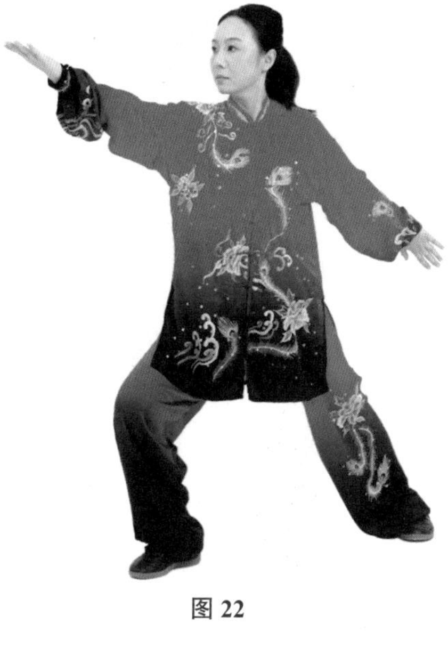

图 22

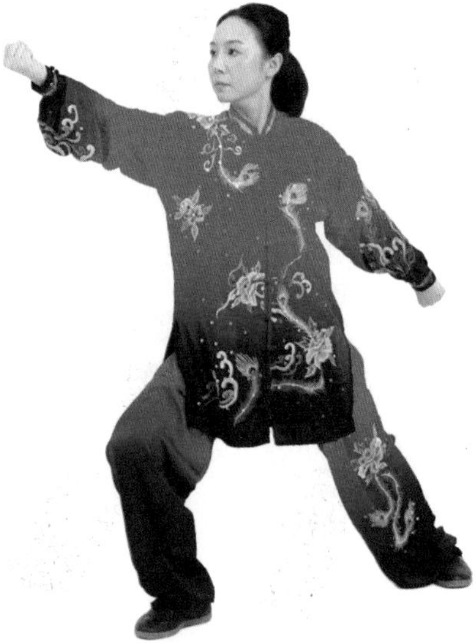

图 23

动作二 身体重心朝后方平移，左膝微屈；腰部稍右转，以腰带肩，以肩带臂；右臂外旋，同时左臂内旋，屈肘内收，右拳拳轮朝向身体；目视右拳（图 24）。

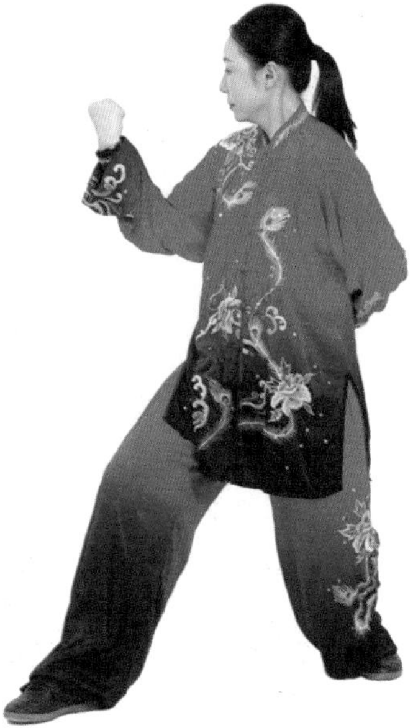

图 24

动作三 身体重心朝前平移，屈膝恢复成弓步；腰稍左转，以腰带肩，以肩带臂，两臂放松前后伸展，自然伸直；目视右拳（图 25）。

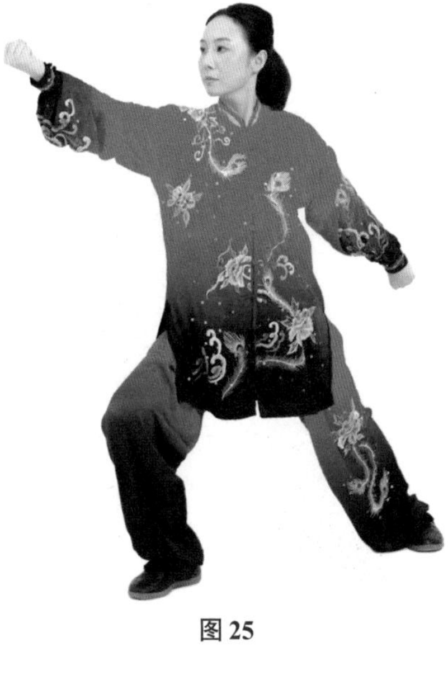

图 25

动作四 身体重心向平前移至右脚，左脚收回，右脚尖转向正前方，成站立姿势；同时，两臂自然垂于体侧，两掌成自然掌；目视前下方（图26）。

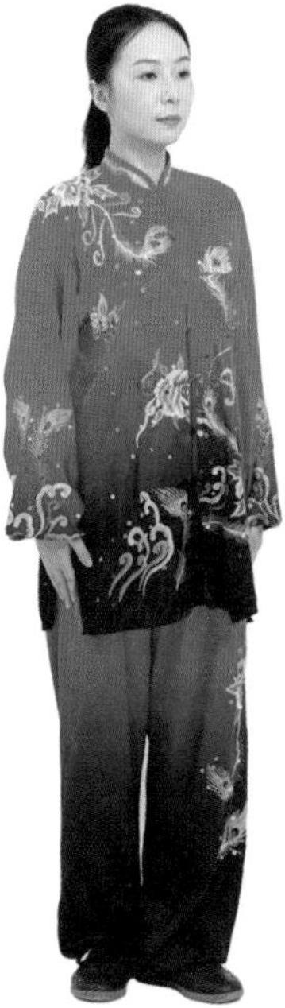

图26

左倒拽九牛尾势

左倒拽九牛尾势与右倒拽九牛尾势动作相同，唯方向相反。

【注意事项】

❶ 以腰带动肩部，以肩部带动手臂，使力量透达臂膀。

❷ 腹部放松，目视拳心。

❸ 两臂前后拉伸，放松与收紧相配，并与腰部的旋转紧密配合。

❹ 后撤步时，注意掌握身体重心，保持平稳，头正颈直。

❺ 两臂放松，保持动作自然。

❻ 旋拧两臂时，注意拳心朝外，拳面朝上。

【功理作用】

❶ 通过腰的扭动，带动肩部活动，可刺激背部夹脊、肺俞、心俞等穴，起到疏通夹脊和调动心肺二脏之气，改善呼吸系统与循环系统功能的作用。

❷ 通过四肢的上下协调活动，可改善软组织血液循环，促进身体代谢，提高四肢肌肉力量及活动功能。

第六式・出爪亮翅势

技术要领

动作一 ①接倒拽九牛尾势。身体重心平移至左脚，右脚收回，成开立姿势；同时，右臂外旋，左臂内旋，摆为侧平举，两掌心朝前，环抱至体前（图 27、图 28）。

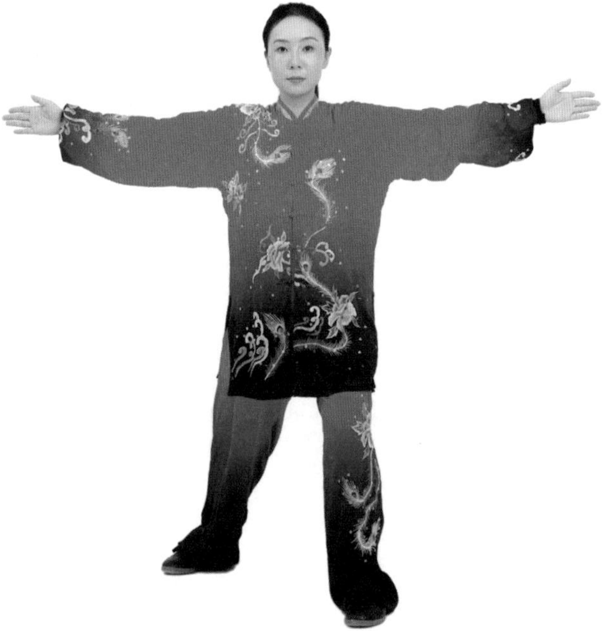

图 27

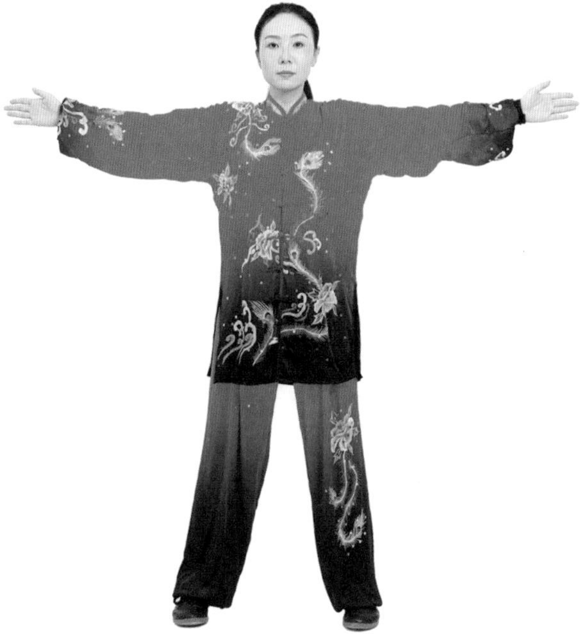

图 28

动作一 ②接而两臂内收，两手由自然掌变为柳叶掌立于云门穴前，沉肩坠肘，掌心相对，指尖朝正上方；百会虚领，目视前下方（图 29、图 30）。

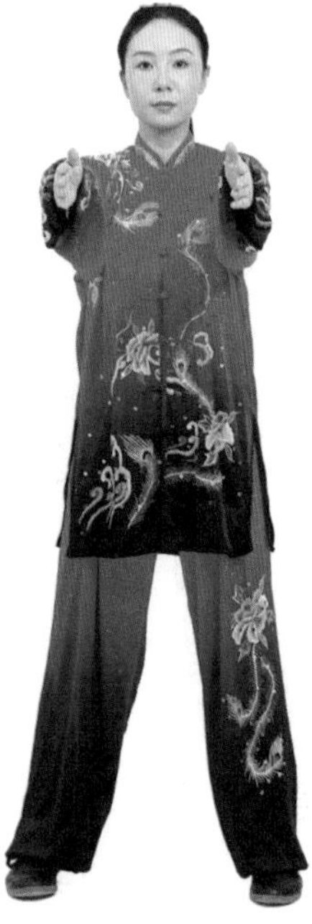

图 29

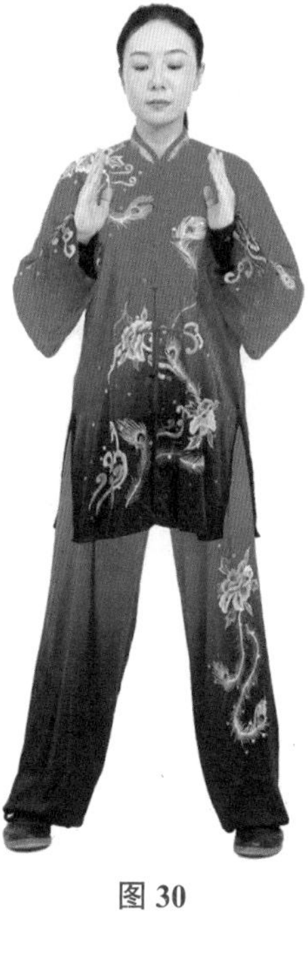

图 30

动作二 展肩扩胸，随后松肩，两臂缓慢前伸，并逐渐转掌心朝正前方，成荷叶掌，指尖朝上；精神内守，瞪目（图 31 ～图 33）。

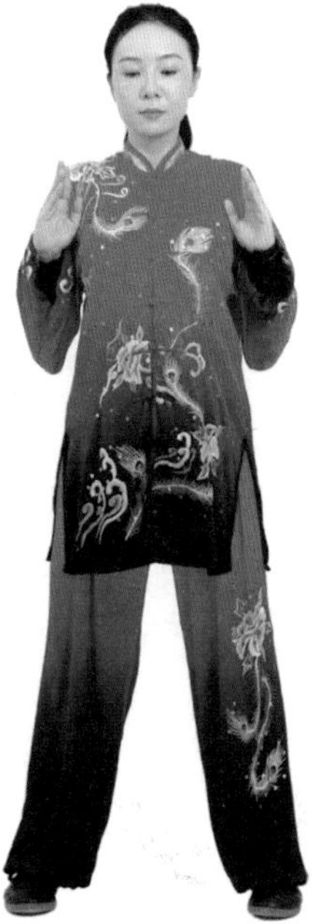

图 31

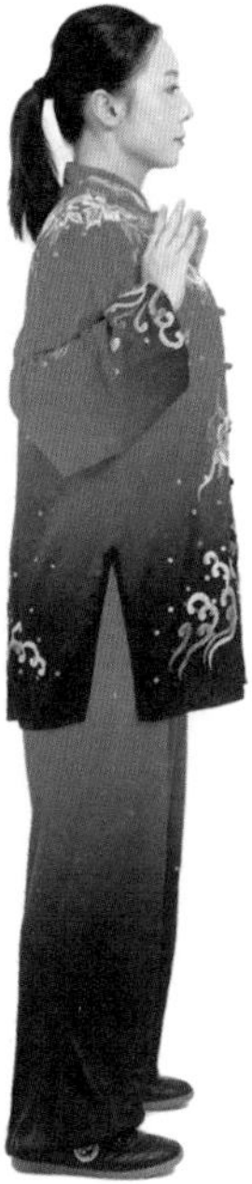

图 32

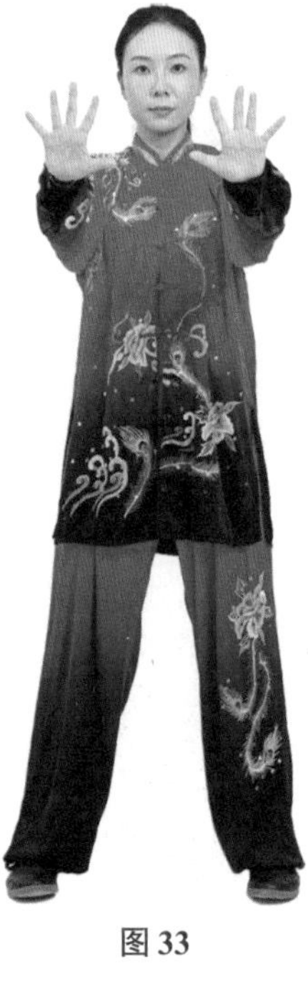

图 33

动作三 松腕，屈肘，收臂，立柳叶掌于云门穴；目视前下方（图 34 ～ 图 36）。

三

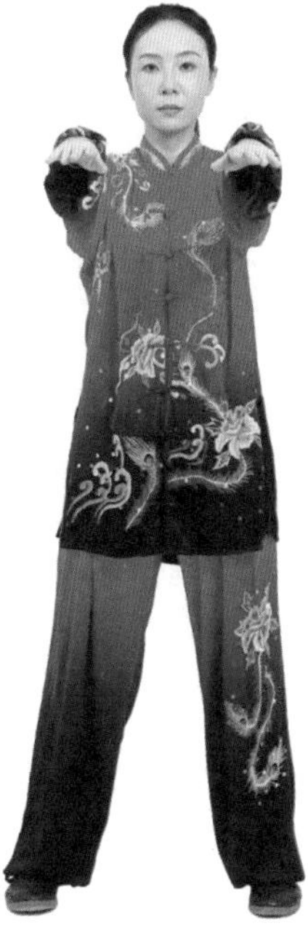

图 34

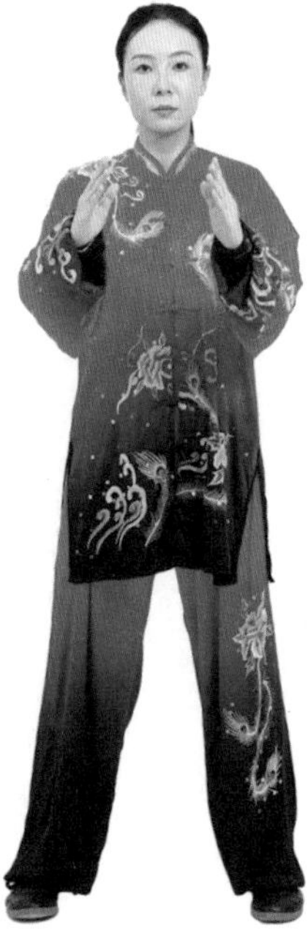

图 35a

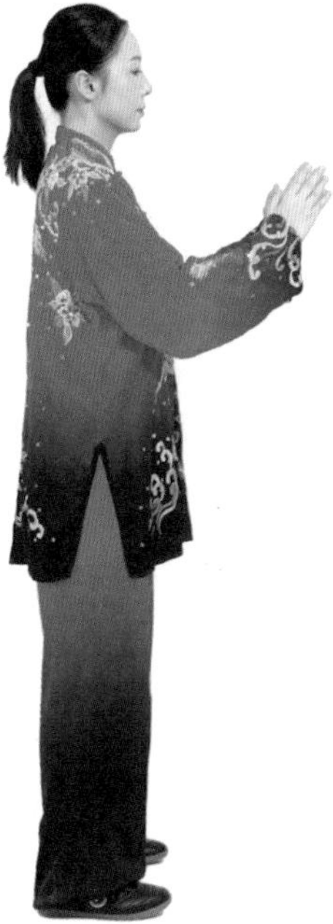

图 35b

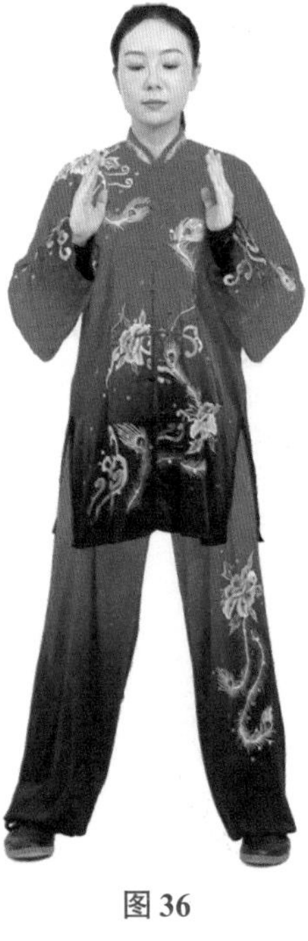

图 36

【注意事项】

1. 出掌时身体保持正直，瞪眼怒目，精神内守，内劲前伸，伸掌时先轻如推窗，后重如排山；同时两掌出掌时应齐头并进，收掌时如海水还潮。
2. 注意出掌时为荷叶掌，收掌于云门穴时为柳叶掌。
3. 收掌时自然吸气，推掌时自然呼气，不可憋气。
4. 出掌前，肩胛内收同时扩胸。

【功理作用】

1. 中医学认为，“肺主气，司呼吸”。通过伸臂推掌、屈臂收掌、舒展肩部同时扩胸的动作导引，可反复启闭云门、中府等穴，促进自然之清气与人体之真气在胸中交汇融合，增强肺脏的活力，起到改善呼吸功能及促进全身气血运行的作用。
2. 可提高胸背部及上肢肌肉力量，缓解肌肉酸痛。

第七式·九鬼拔马刀势

技术要领　右九鬼拔马刀势

动作一　①接出爪亮翅势。躯干右转 90°；同时，右手外旋至与大包穴同高，掌心朝正上方，指尖朝前；左手内旋至与云门穴同高，指尖朝后方，掌心朝正下方（图 37）。

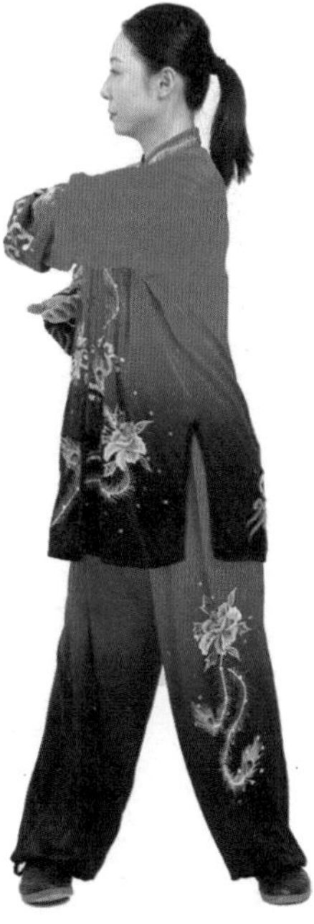

图 37

动作一 ②随后右手由胸前内收经过右侧腋下朝斜下 45° 后伸，掌心斜朝上；同时，左手由胸前斜朝上 45° 前伸，掌心斜朝下（图 38）。

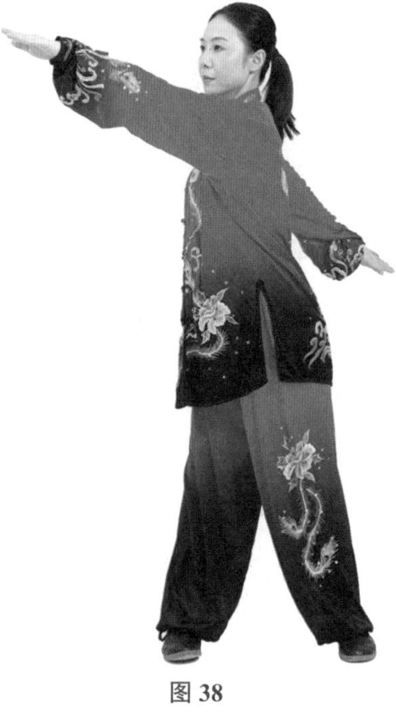

图 38

动作一 ③躯干稍左转；同时，以腰带臂，左臂下摆至侧平举，右臂上摆为侧平举，掌心朝正下方，十指指尖朝外，目视前方（图 39）。

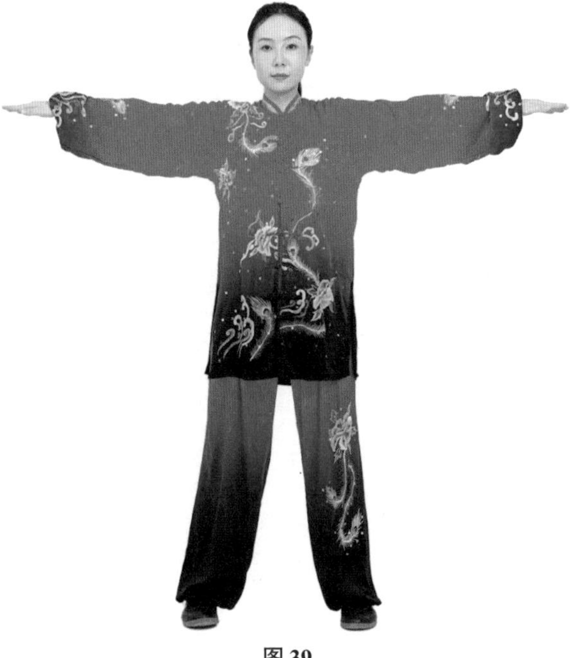

图 39

动作二 ①躯干左转 45°，同时，右手斜上举（图 40a、图 40b），由前朝左绕头半周。

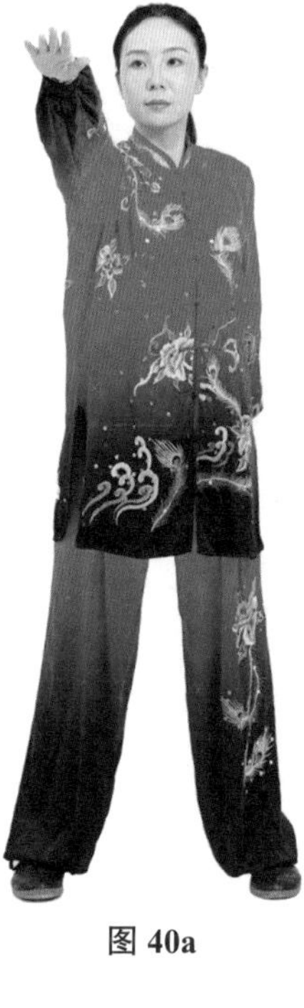
图 40a

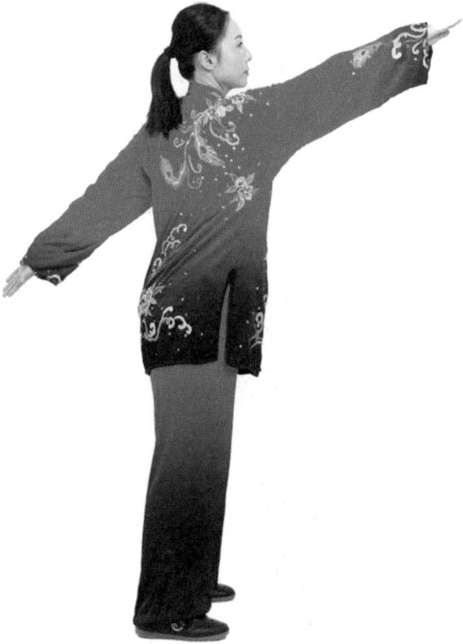

图 40b

动作二 ②右掌贴于左耳，劳宫穴对应耳门，右前臂内侧贴于后脑玉枕穴；左手经体侧下摆至腰间命门，屈肘，手背贴于命门，掌心朝后；摆臂时目随右手，定势后目视左下方（图 41a、图 41b）。

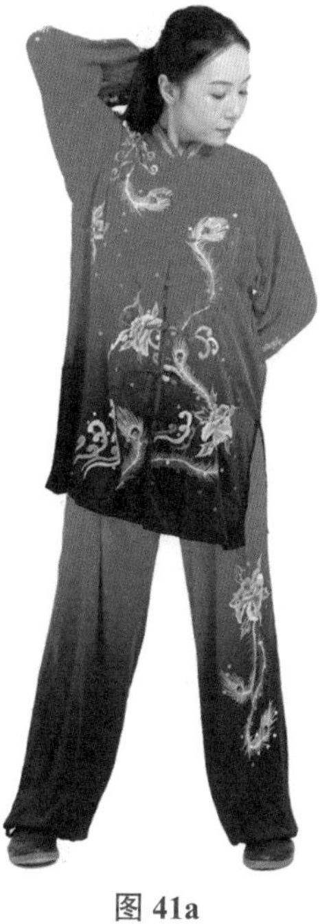

图 41a

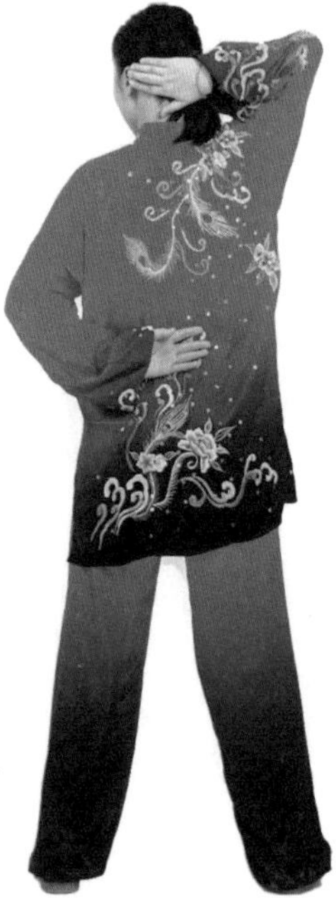
图 41b

动作三 随后，两脚站定保持不动；头右转，右掌轻轻摩耳，中指按压耳廓上缘，手掌扶按玉枕穴，同时展臂扩胸，两肘展至左右两侧；目视上方右肘尖方向。安静站立片刻（图 42）。

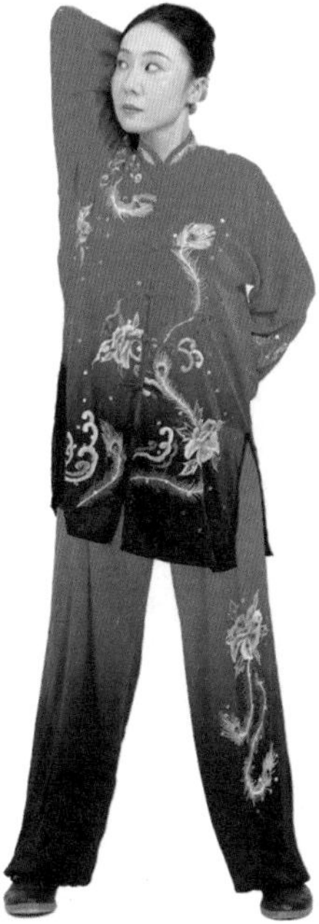

图 42

动作四 两膝微屈；同时上体左转，右臂内收，含胸；左手沿脊柱尽量上推；目视右脚跟，动作稍停（图 43a、图 43b）。

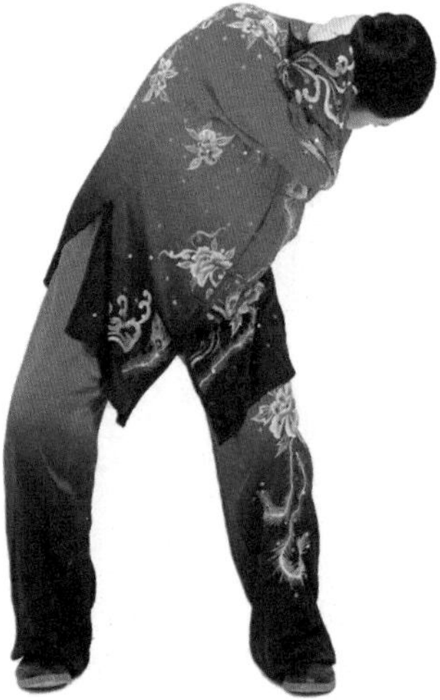

图 43a

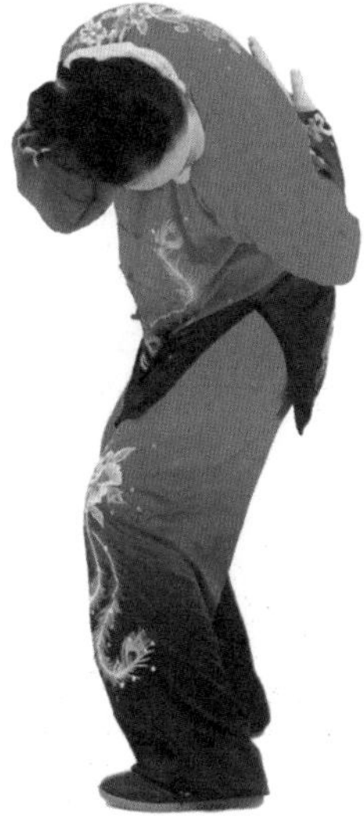

图 43b

动作五 挺膝伸直，身体转正；右手朝上经头顶上方朝下变为侧平举，同时，左手经体侧朝上至侧平举，两掌心朝正下方；目视前方（图 44、图 45）。

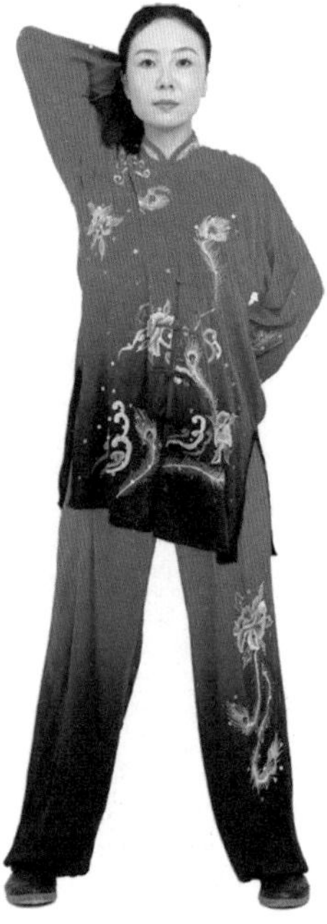

图 44

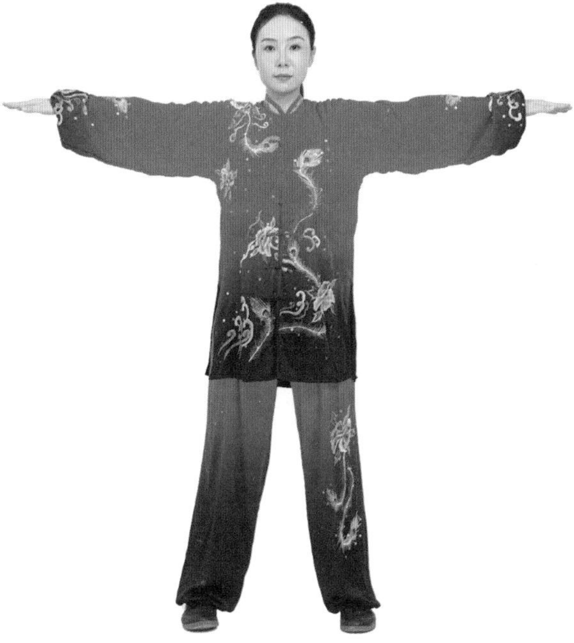

图 45

左九鬼拔马刀势

左九鬼拔马刀势与右九鬼拔马刀势动作相同，唯方向相反。

【注意事项】

1. 两臂对拔拉伸，尽量相反用力；身体自然弯曲转动，保持协调一致。
2. 扩胸展臂时自然吸气，松肩合臂时自然呼气，不可憋气。
3. 两臂内合、上抬时自然呼气，起身展臂时自然吸气。
4. 高血压、颈椎病患者和年老体弱者，头部转动的角度应适当减小，且轻缓，不可过于用力。
5. 合臂时，身后之臂主动上推尽量到达自己的极限。
6. 保持重心稳定，不可随意上下起伏。
7. 动作放松，切忌转动头部时强行发力。

【功理作用】

1. 通过身体的旋曲、伸展等运动，使全身真气开、合、启、闭，增强脾胃的摩动，肾得以强健；并具有疏通玉枕关、夹脊关等要穴，促进经气流通的作用。
2. 可提高肩部、腰背部的肌肉力量，同时缓解肌肉酸痛，有助于改善人体各关节的活动功能。

第八式・三盘落地势

技术要领

动作一 重心转至右侧，左脚朝左侧开步，两脚内侧距离约为肩宽的1.5倍，脚尖朝前；目视前方（图46、图47）。

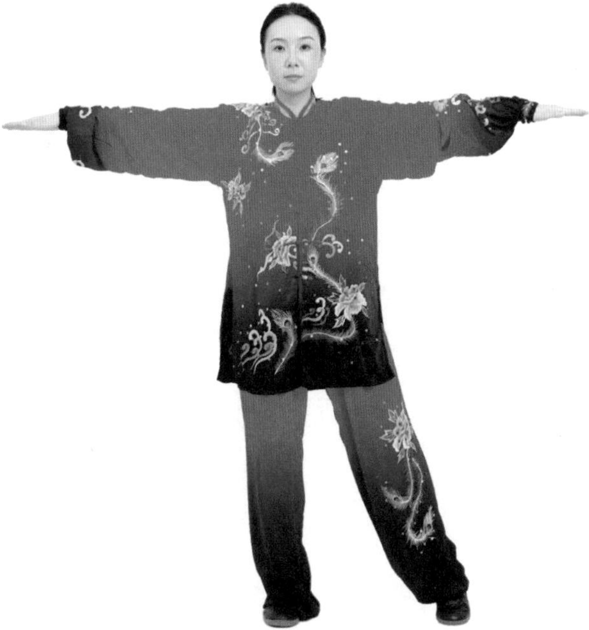

图46

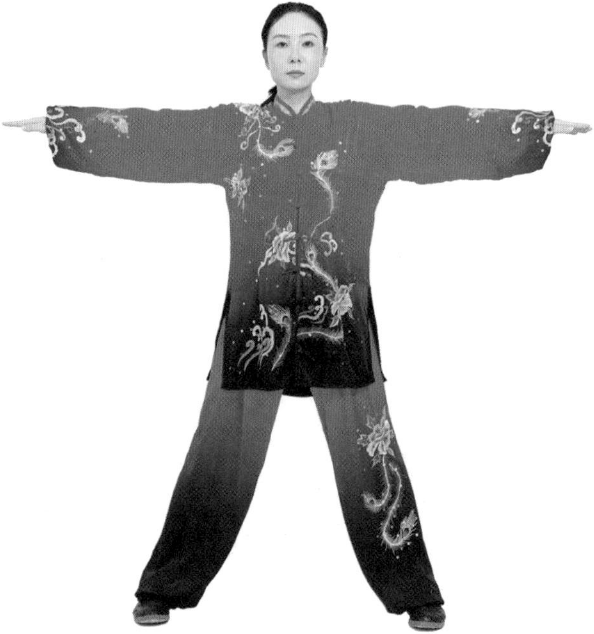

图 47

动作二 屈膝下蹲，重心下沉；同时，沉肩、坠肘，两掌逐渐用力，掌心朝下，下按至约与环跳穴同高，两肘微屈，十指指尖朝外；目视前下方（图 48）；同时，口吐“嗨”音，音吐尽时，舌尖朝前轻抵上下牙之间，终止吐音。

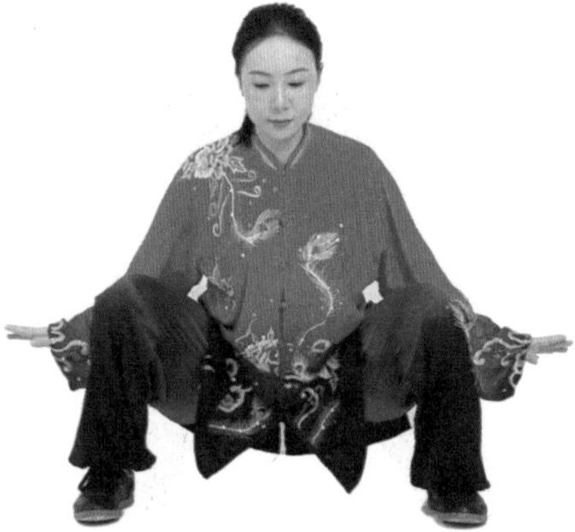

图 48

动作三 翻掌心朝正上方，两肘微屈，上托至侧平举；同时，缓慢起身直立；目视正前方（图 49）。

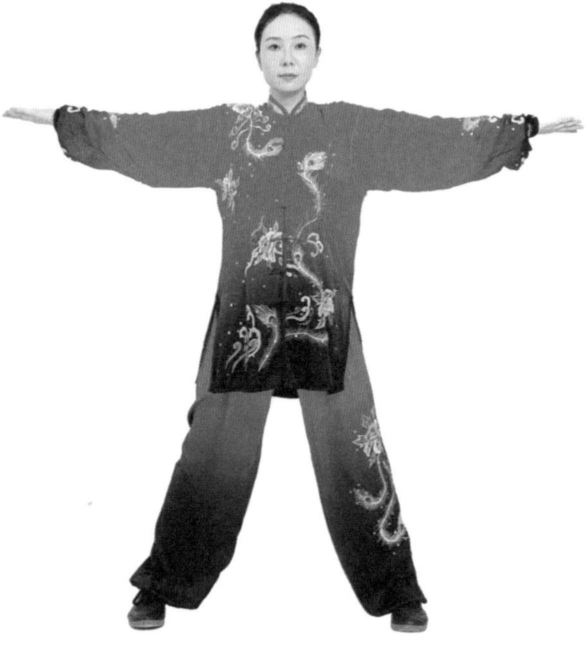

图 49

【注意事项】

❶ 下蹲时，放松腰部，收紧臀部，两手掌像承受重物，动作类似按水；起身时，双手掌心向上，仿佛托起重物。

❷ 下蹲的幅度逐步增大。对于年长或体弱者，下蹲的深度可灵活调整，年轻力壮者可进行半蹲或全蹲。

❸ 在下蹲与起身过程中，保持上身挺直，百会虚领，避免前倾或后仰。

❹ 吐“嗨”音时，微张嘴唇，上唇施力按压牙龈交点，下唇放松，音从喉部发出。

❺ 眼睛睁大，嘴巴闭合时，舌头顶住上腭，身体保持中正、安舒。

❻ 下蹲时，两肘弯曲，双手掌平行下按。

❼ 下蹲时，注意口中吐出“嗨”音。

【功理作用】

❶ 通过下肢的屈伸配合“嗨”音的吐出，帮助体内气息在胸腹间升降，从而实现心肾相交、水火调和。

❷ 有助于增强腰腹和下肢的力量，促进丹田之气的聚集，强化腰部和肾脏功能。

第九式·青龙探爪势

技术要领　左青龙探爪势

动作一　①接三盘落地势。重心右移，左脚收回半步，约与肩同宽；两手握固，两臂屈肘内收至腰间，拳轮贴于章门穴，拳心朝上（图 50、图 51、图 52）。

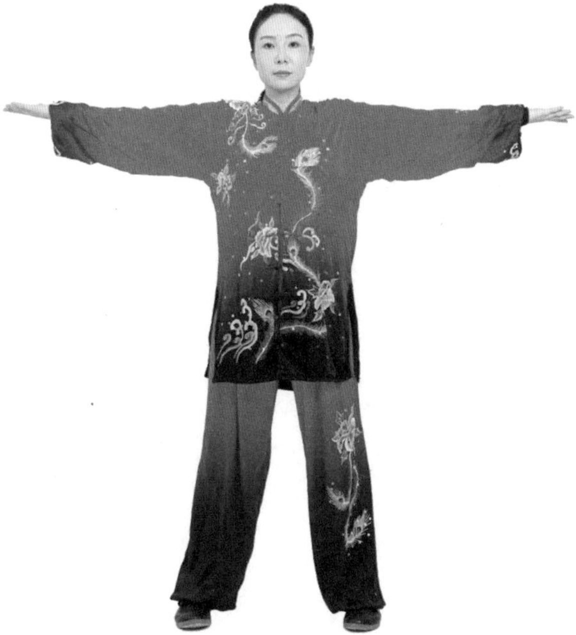

图 50

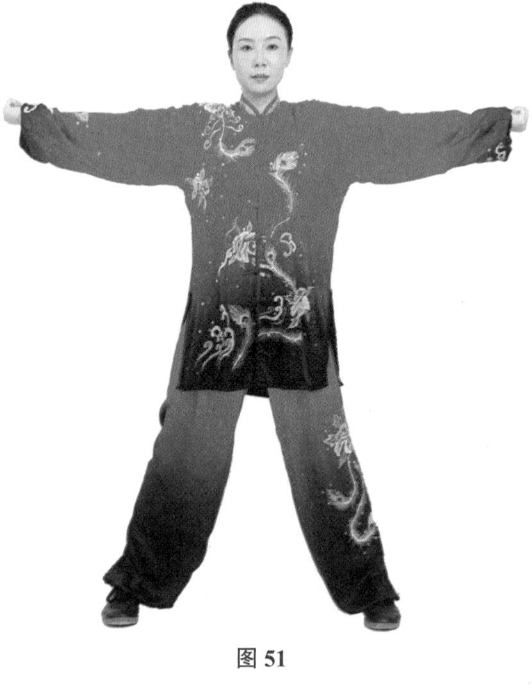

图 51

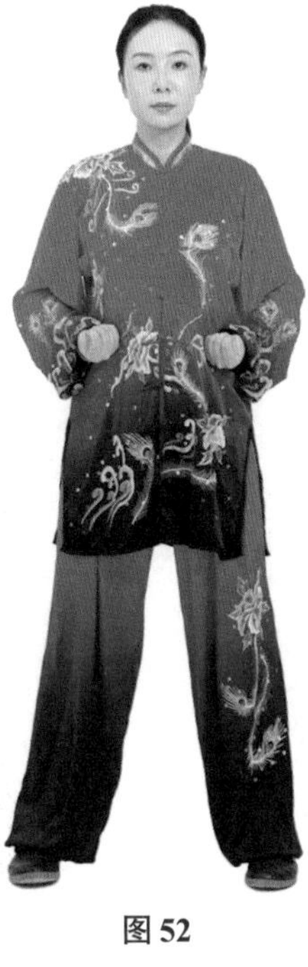

图 52

动作一 ②目视前下方，随后右臂斜朝下伸直，右拳变为掌，掌心朝正右方；右臂外旋上托至侧平举，掌心逐渐转为朝上，指尖朝右；目随手动（图 53、图 54）。

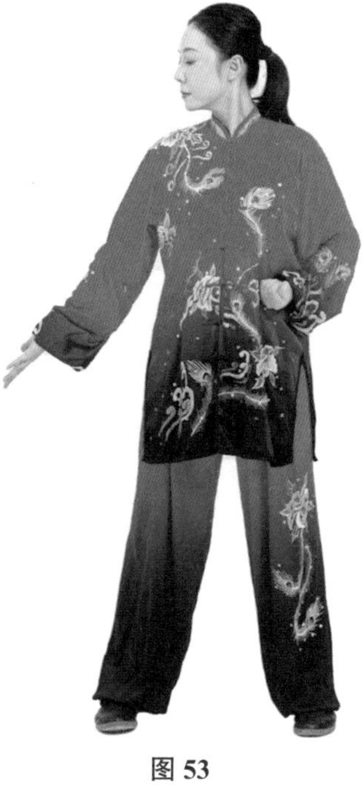

图 53

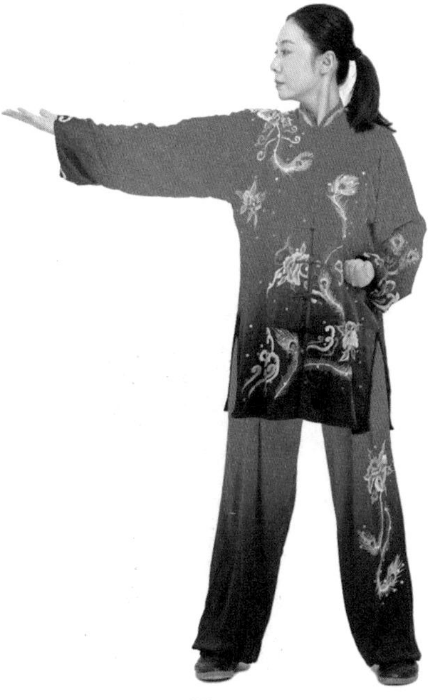

图 54

动作二 右臂屈肘屈腕，右手由掌变“龙爪”状，五指尖朝左，沿下颌朝左水平伸展，眼随手走；躯干转至左侧约90°，目光注视右手指向方向（图55、图56）。

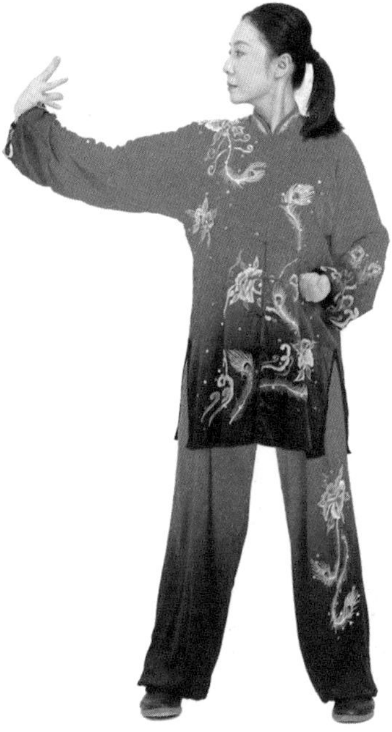

图55

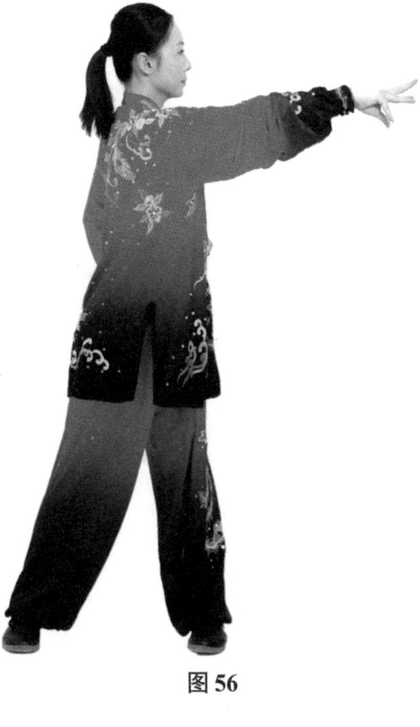

图 56

动作三 ①"右爪"变掌，随而身体变为左前屈，掌心朝下按至左脚外侧；目视下方（图 57、图 58、图 59）。

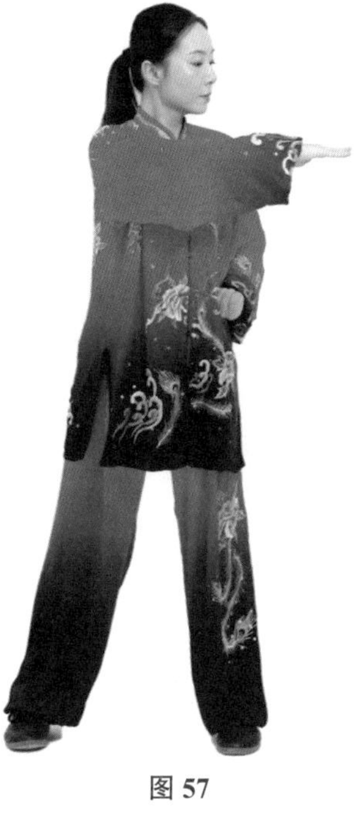

图 57

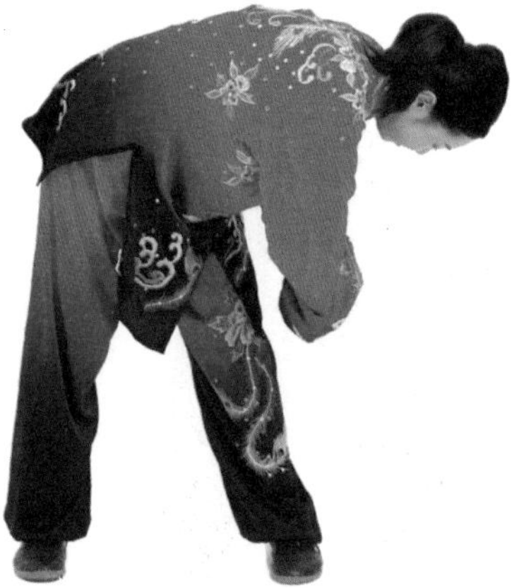

图 58

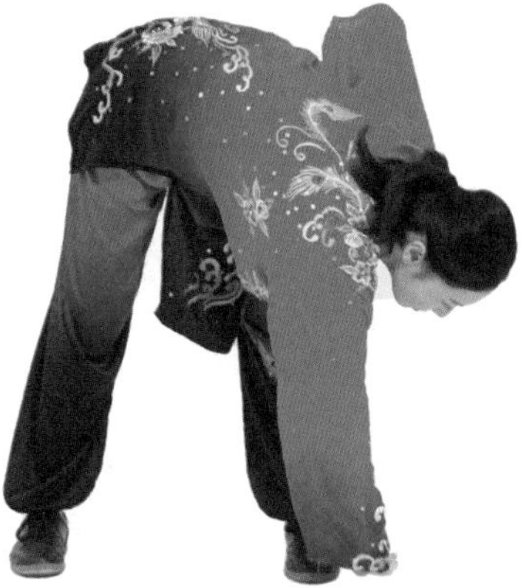

图 59

动作三 ②躯干由左前屈转至右前屈，并带动右手经左膝或左脚前划弧至右膝或右脚外侧，手臂外旋，掌心朝前，握固；目随手动，目视下方（图 60 ～图 62）。

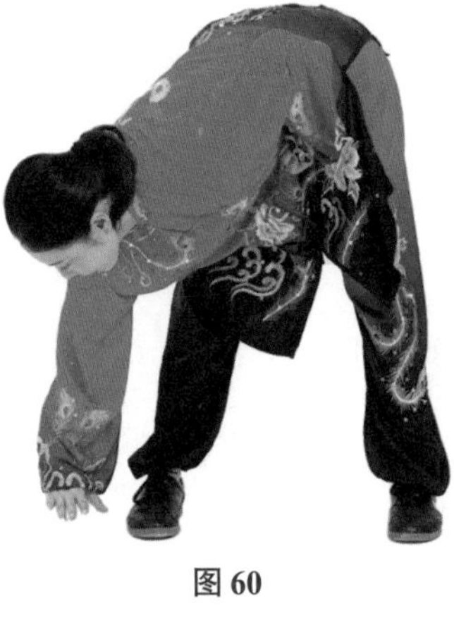

图 60

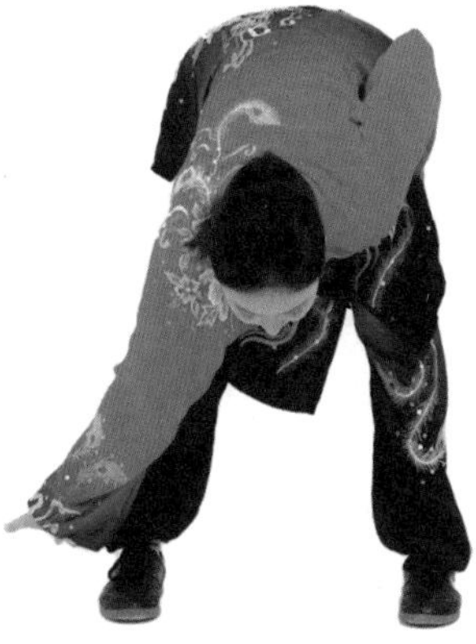

图 61

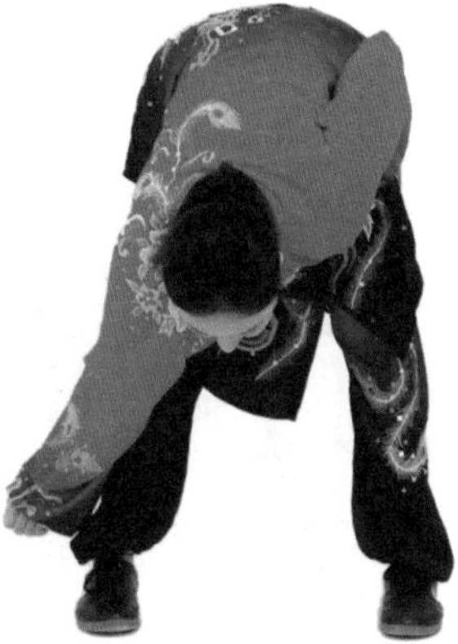

图 62

动作四 上体抬起，直立；右拳随上体抬起收于章门穴，拳心朝上；目视前下方（图 63）。

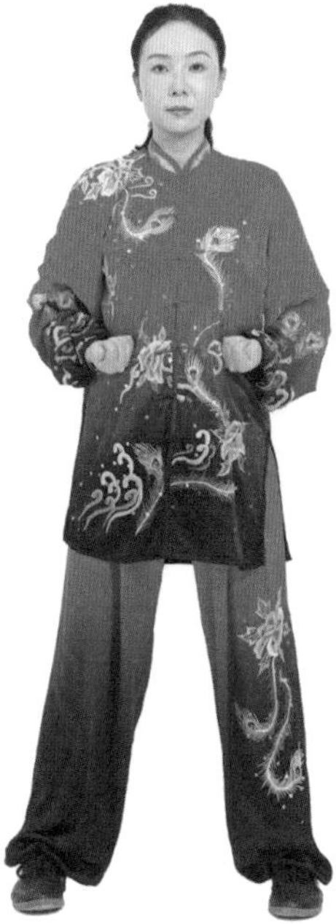

图 63

右青龙探爪势

右青龙探爪势与左青龙探爪势动作相同，唯方向相反。

【注意事项】

❶ 伸臂探“爪”，下压并划弧，力量集中于肩背，动作流畅自然，协调一致。

❷ 目光随“爪”移动，意念集中在“爪心”。

❸ 年长或体弱者在前俯下按或划弧时，可根据个人情况调整动作幅度。

❹ 俯身时，动作幅度适中，膝盖保持伸直。

❺ 五指伸展分开，拇指、食指、无名指和小指收紧，力量集中在“爪心”。

【功理作用】

❶ 中医学认为，肝与肾有密切关系，肝藏血、肾藏精。通过转身、左右伸展及前屈动作，能交替拉伸两侧胁部，达到疏肝理气、调节情志的作用。

❷ 有助于改善腰部和下肢的肌肉功能。

第十式·卧虎扑食势

技术要领 左卧虎扑食势

动作一 接青龙探爪势。右脚尖内扣约 45°，左脚收至右脚内侧成丁步；同时，身体左转约 90°；两手握固于腰间章门穴不变；目随转体视左前方（图 64、图 65）。

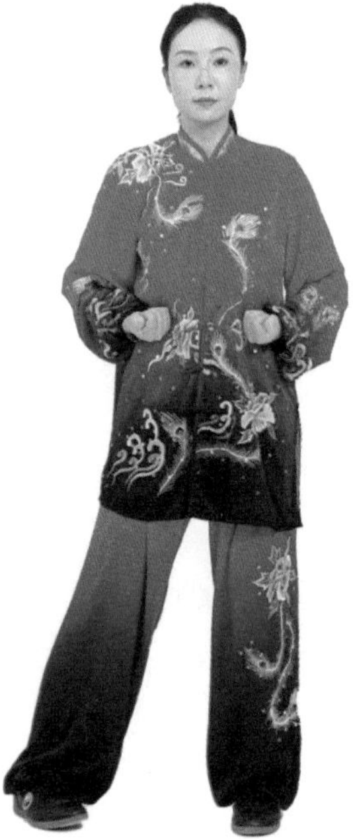

图 64

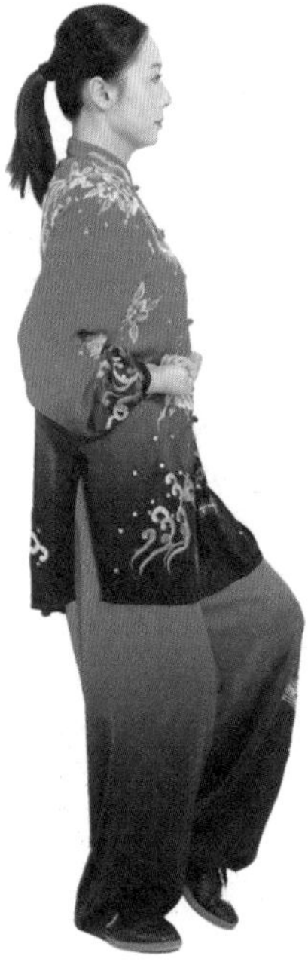

图 65

动作二 左脚朝前迈一大步，成左弓步；同时，两拳提至肩部云门穴，接而内旋变为“虎爪”，朝前扑按，如虎扑食，肘部稍屈；目视正前方（图 66 ～图 68）。

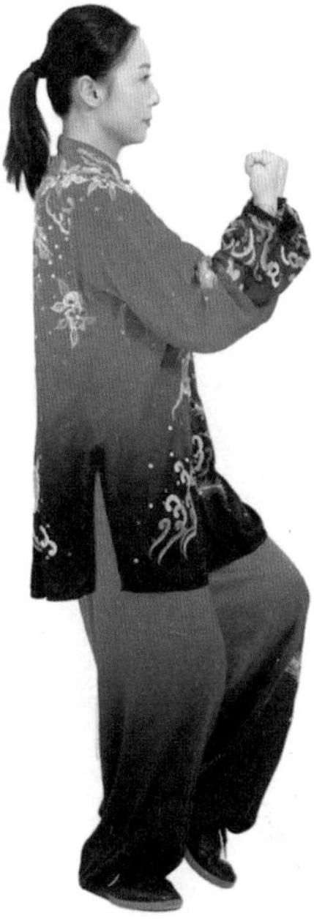

图 66

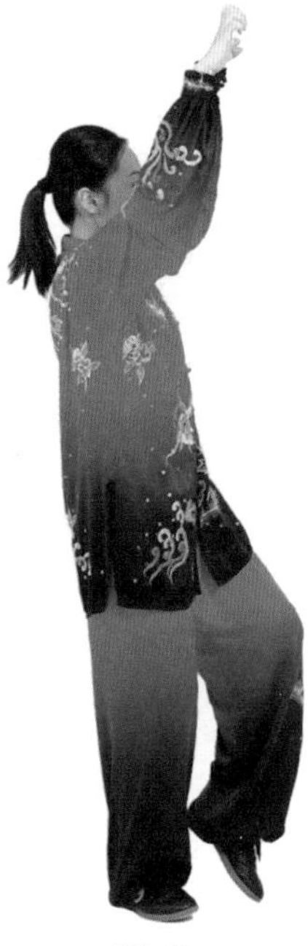

图 67

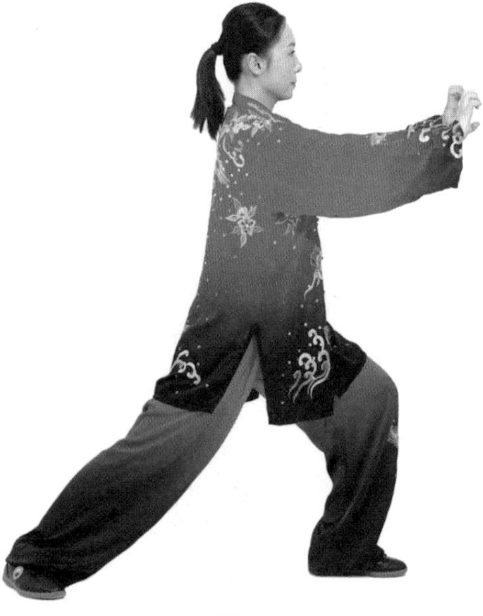

图 68

动作三 ①躯干由腰到胸逐节屈伸蛹动，重心随之前后适度移动；同时，两手随躯干屈伸朝下、后、上、前绕环一周（图 69 ～图 72）。

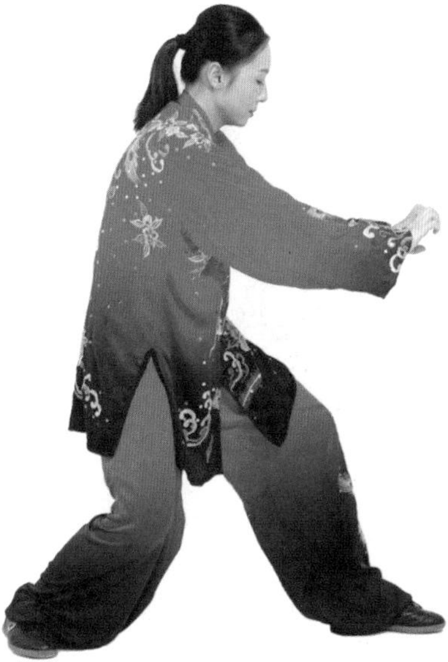

图 69

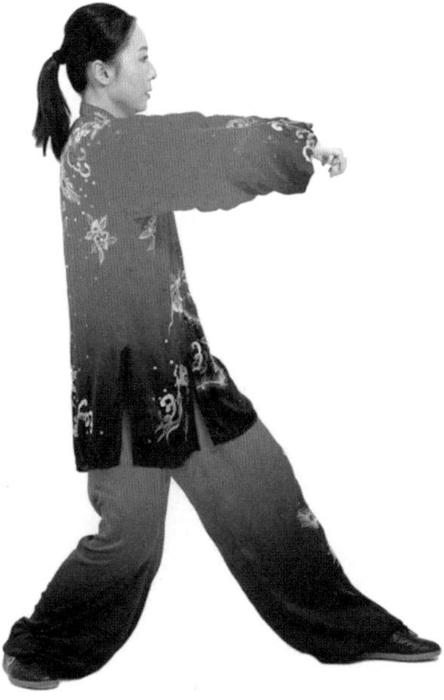

图 70

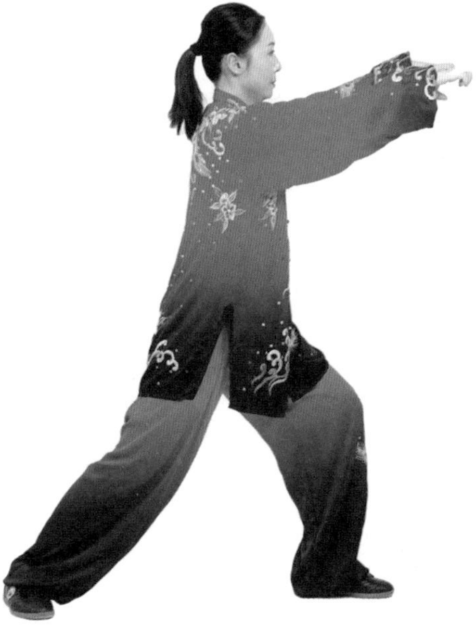

图 71

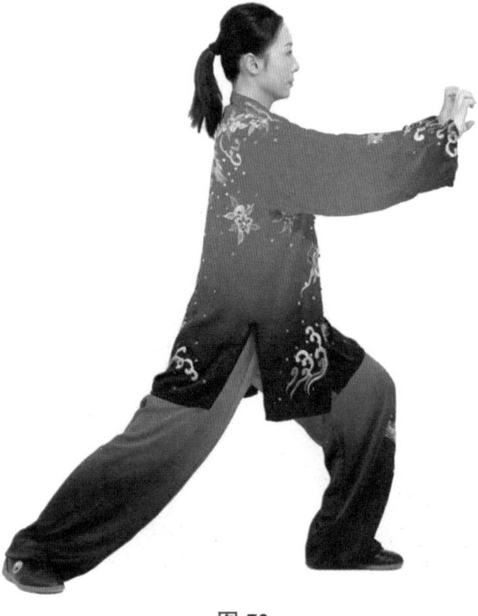

图 72

动作三 ②随后身体上半身下俯，两“爪”下按，十指着地；后腿微屈膝，脚趾着地，前脚跟稍抬起，随后塌腰挺胸、抬头、瞪目；动作稍作停留，目视前上方（图 73、图 74）。年老体弱者可俯身，两“爪”朝前下按至左膝前两侧，顺势逐步塌腰、挺胸、抬头、瞪目。动作稍作停留。

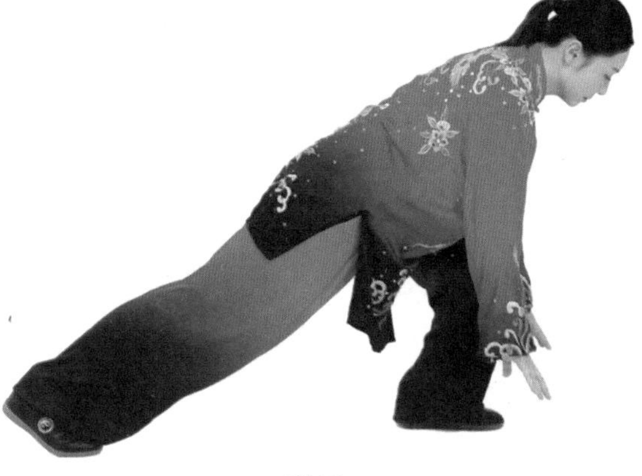

图 73

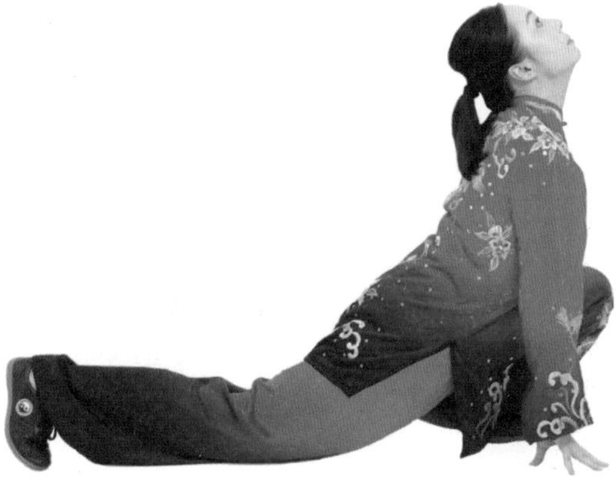

图 74

动作四 起身，双手握固收于腰间章门穴；身体重心后移，左脚尖内扣约 135°；身体重心移至左腿；同时，身体右转 180°，右脚收至左脚内侧成丁步（图 75、图 76）。

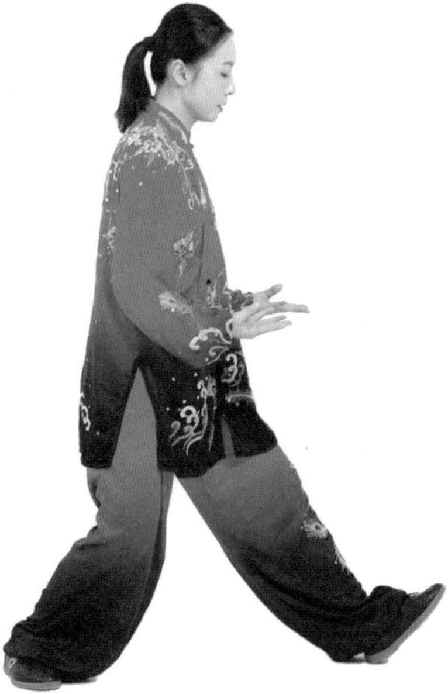

图 75

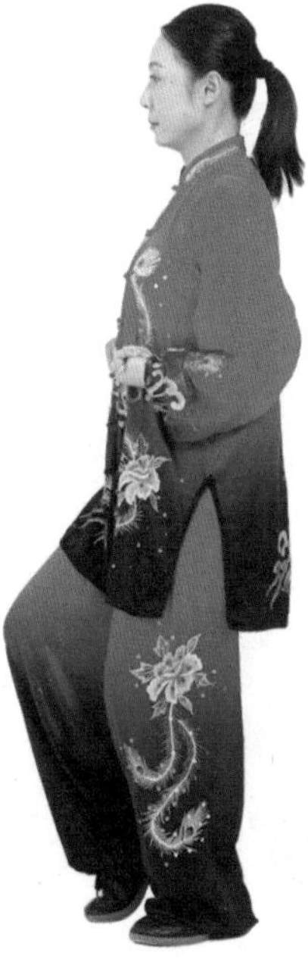
图 76

右卧虎扑食势

右卧虎扑食势与左卧虎扑食势动作相同，唯方向相反。

动作一 右势最后一动后，下颌微收，头部保持正直，右脚跟触地，身体起立，重心后移，右脚尖内扣并朝前，接着身体转正，左脚收回，两脚平行，脚内侧与肩同宽。同时，两手臂外旋，随身体左转摆至体侧，掌心逐渐朝前，指尖斜朝下 45°（图 77 ～图 80）。

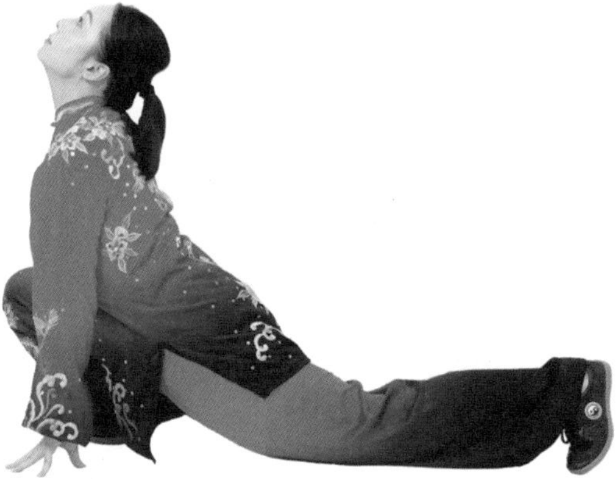

图 77

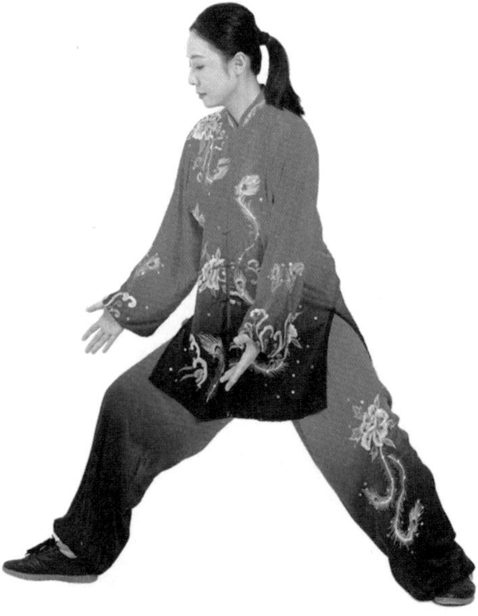

图 78

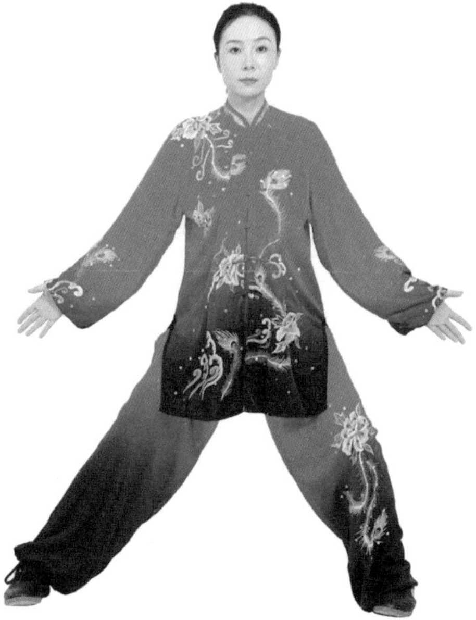

图 79

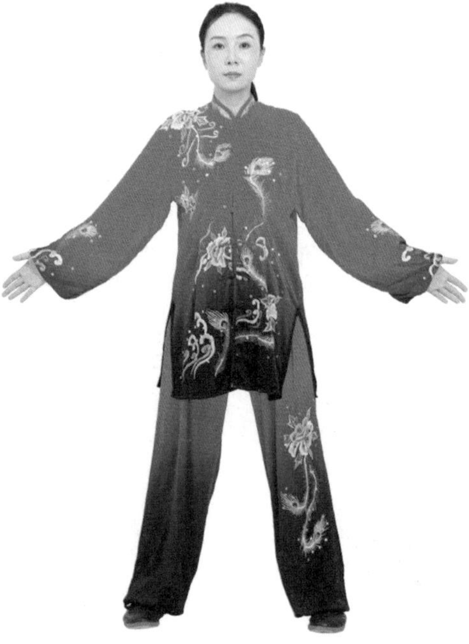
图 80

动作二 两腿缓慢伸直，两臂外展变为侧平举，掌心朝前，指尖朝外，目视正前方（图 81）。

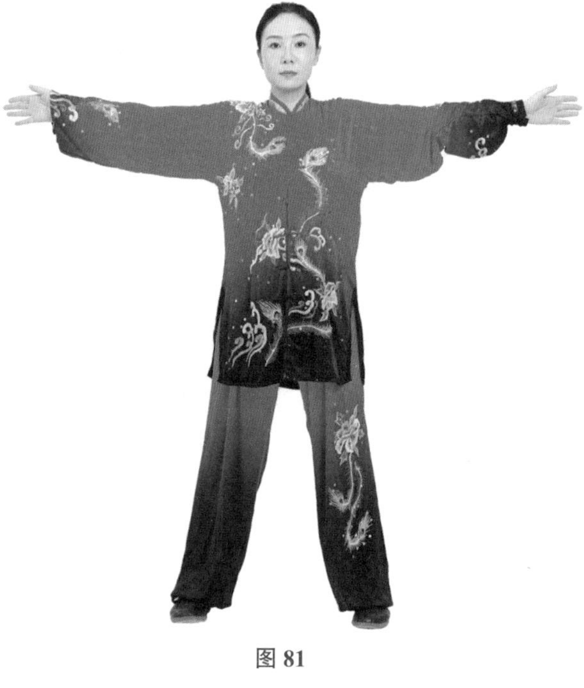

图 81

【注意事项】

❶ 用躯干的蛹动带动双手前扑并绕环。

❷ 抬头、瞪眼时，力量集中于指尖，腰背呈反弓状。

❸ 年老或体弱者可根据自身情况调整动作幅度。

❹ 躯干保持直立，目视前上方。

❺ 做“虎爪”时五指末端弯曲，力量集中在指尖。

【功理作用】

❶ 中医学认为，“任脉为阴脉之海”，主导全身阴经之气。通过虎扑动作，身体后仰及胸腹伸展，可帮助疏通和调养任脉，同时调和手足三阴之气。

❷ 有助于改善腰腿肌肉功能，增强腰腿力量。

第十一式·打躬势

技术要领

动作一 两臂屈肘，两掌掩耳，十指扶按枕部，指尖相对，以两手食指弹拨中指击打枕部（鸣天鼓）；目视前下方（图 82）。

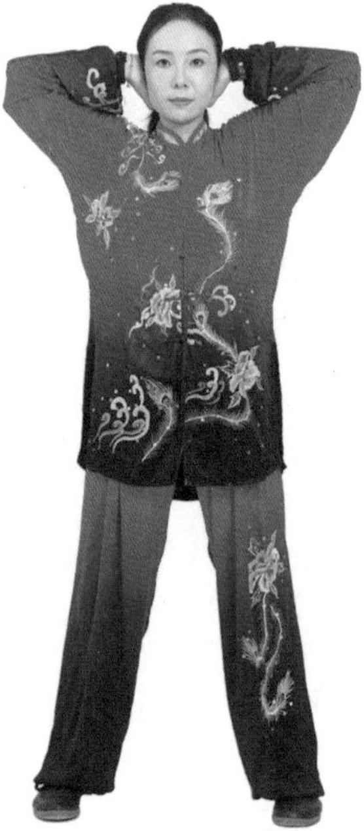

图 82

动作二 身体前俯由头经颈椎、胸椎、腰椎、骶椎，由上向下逐节缓慢牵引前屈，两腿伸直；目视脚尖，停留片刻（图 83、图 84）。

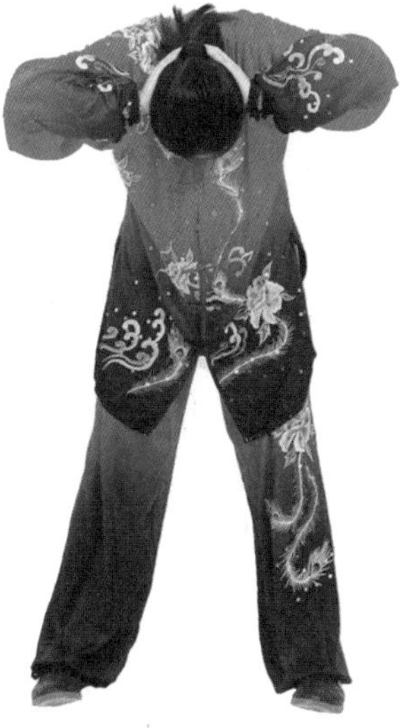

图 83

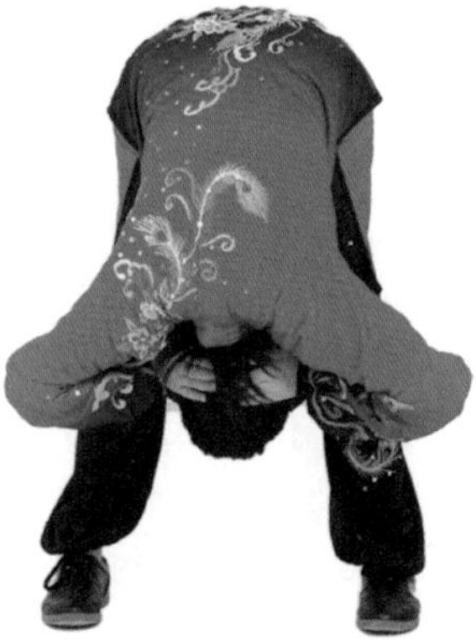

图 84

动作三 由骶椎至腰椎、胸椎、颈椎、头，由下向上依次缓慢逐节伸直后成直立；同时两掌掩耳，十指扶按枕部，指尖相对；目视前下方（图 85）。

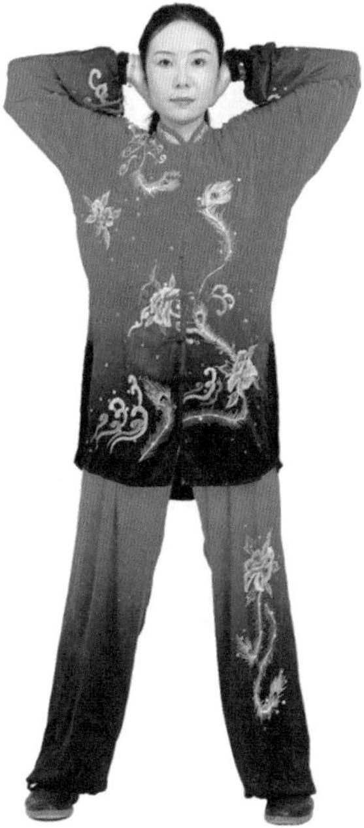

图 85

【注意事项】

❶ 体前屈时，膝盖伸直，两肘外展。

❷ 体前屈时，脊柱由颈部向前弯曲，呈弯钩状；后展时，从尾椎开始逐节伸展。

❸ 年老或体弱者可根据自身情况调整前屈幅度。

❹ 身体放松、心境平静，缓慢前屈和起身，保持两腿伸直。

【功理作用】

❶ 中医学认为，“督脉为阳脉之海”，主导全身阳经之气。通过头、颈、胸、腰、骶椎逐节牵引屈伸，能够有效锻炼督脉，激活全身经气，充盈阳气，从而增强体质。

❷ 有助于改善腰背及下肢的活动功能，增强腰腿力量。

❸ “鸣天鼓”有助于清醒头脑、提高听力，并缓解大脑疲劳。

第十二式·掉尾势

技术要领　左掉尾势

动作一　①接打躬势。起身直立后，两手猛然拔离双耳（拔耳）（图 86）。

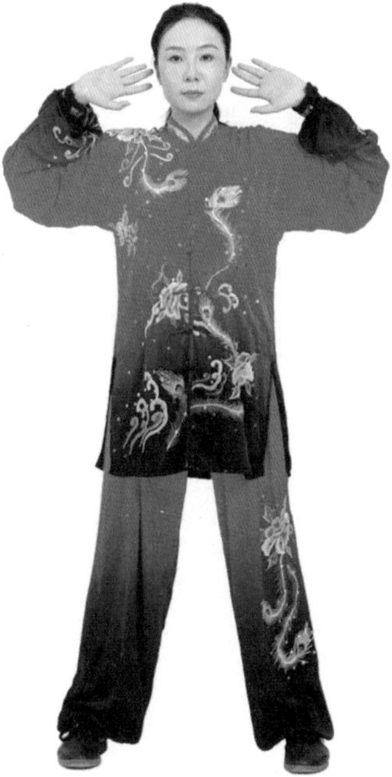

图 86

动作一 ②手臂自然朝前伸，掌心朝正前方，十指指尖朝上，两臂自然伸直，与肩同高，随即两掌内旋，转为两掌掌心相对，指尖朝前，随后十指交叉相握，掌心朝内；目视正前方（图 87 ～图 89）。

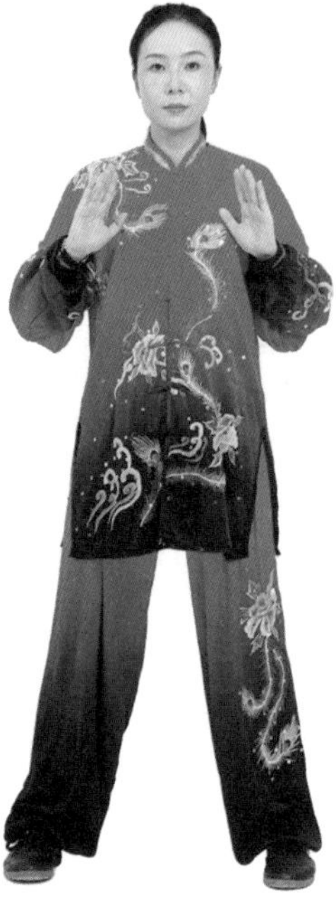

图 87

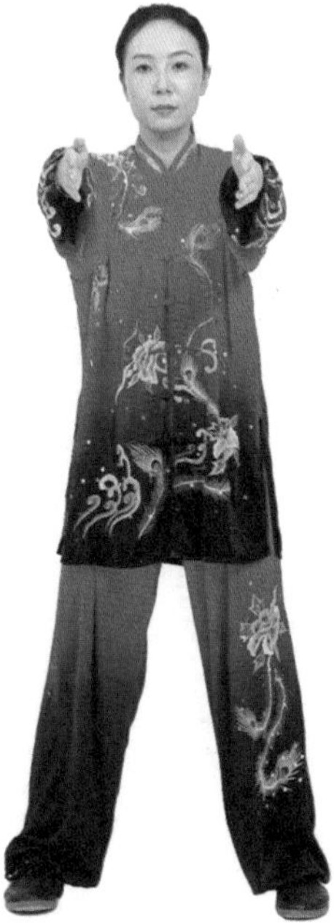

图 88

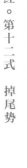

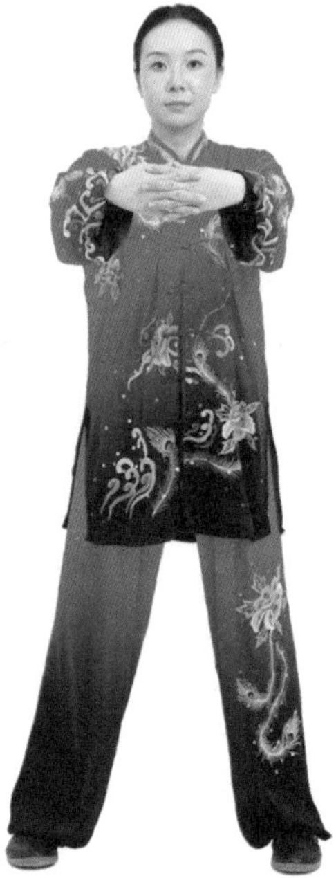

图 89

动作一 ③屈肘，两掌内收至距胸前约 10 厘米，接着两臂内旋，转掌心朝前平伸；目视前方（图 90、图 91）。

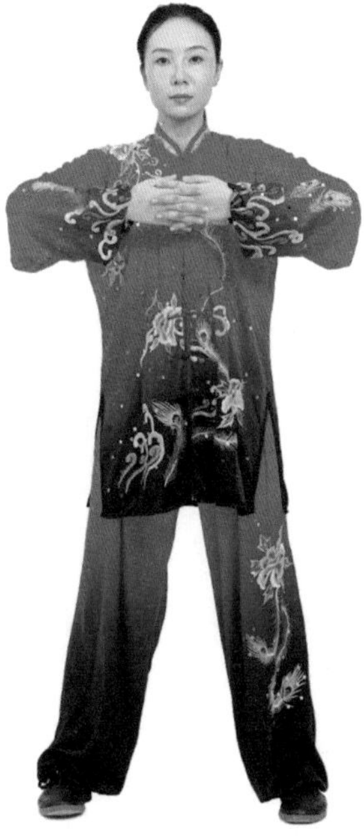

图 90

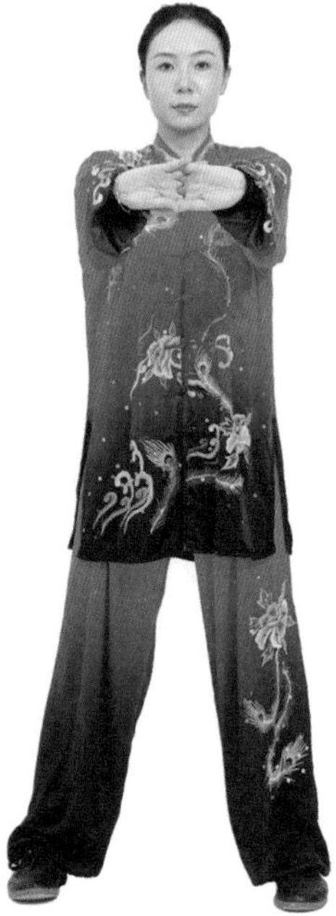

图 91

动作一 ④随后，屈肘内收，逐渐转掌心朝下，两掌内收至胸前约10厘米，与膻中穴同高，两手保持十指交叉不变；经体前缓慢向下按掌（图92、图93）。

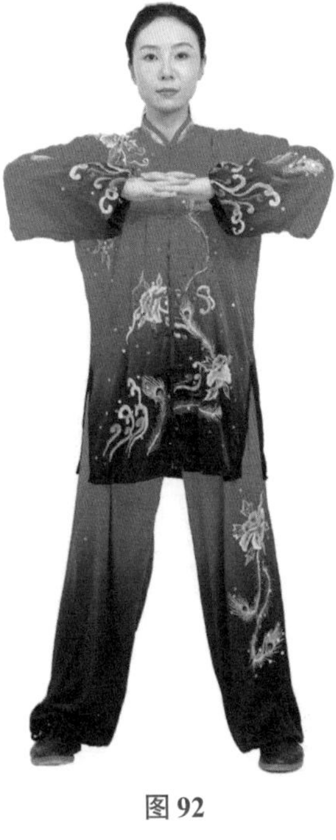

图92

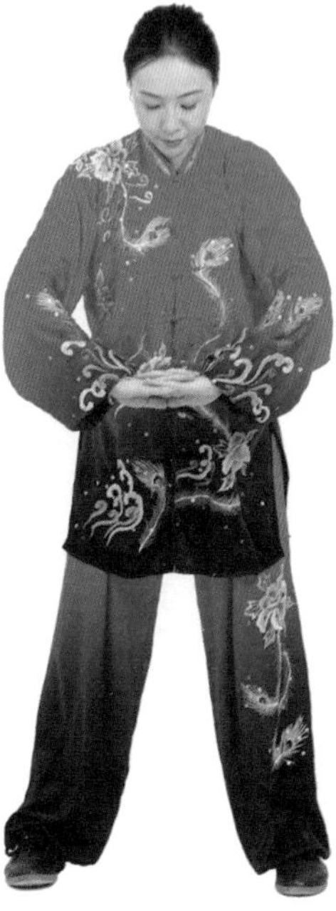

图 93

动作一 ⑤同时，两腿保持直立，身体前屈塌腰、抬头；目视正前方（图94、图95）。

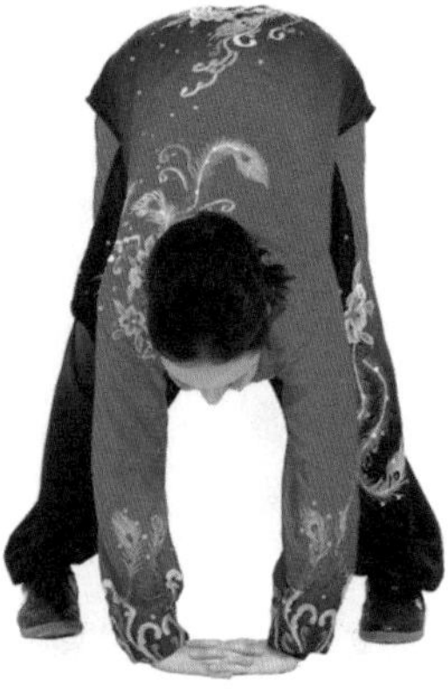

图 94

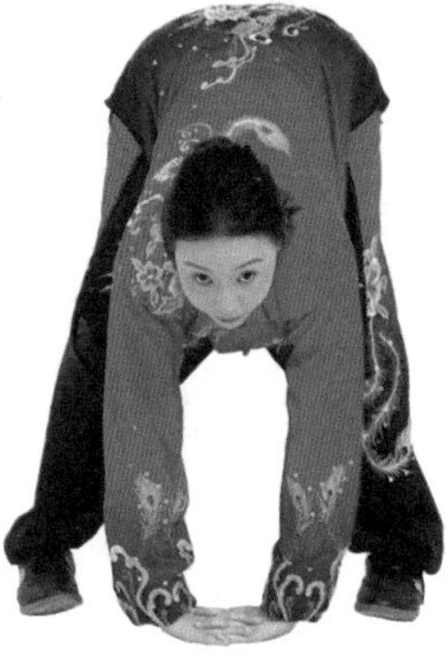

图 95

动作二 头朝左后转，同时，臀朝左前扭动；目视尾闾，头与尾闾同向（图 96）。

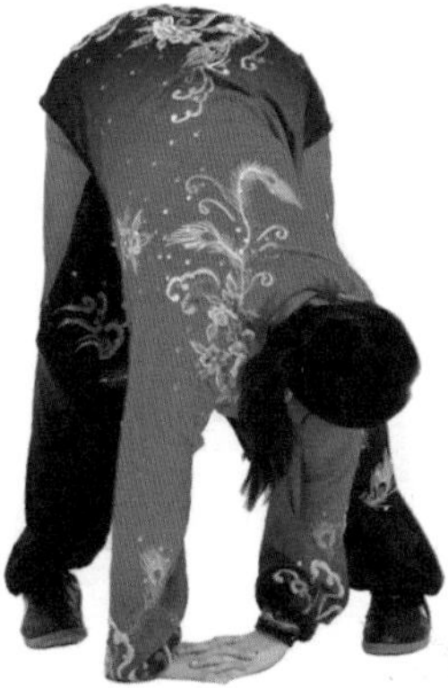

图 96

动作三 两手交叉不动，放松还原至体前屈（图 97）。

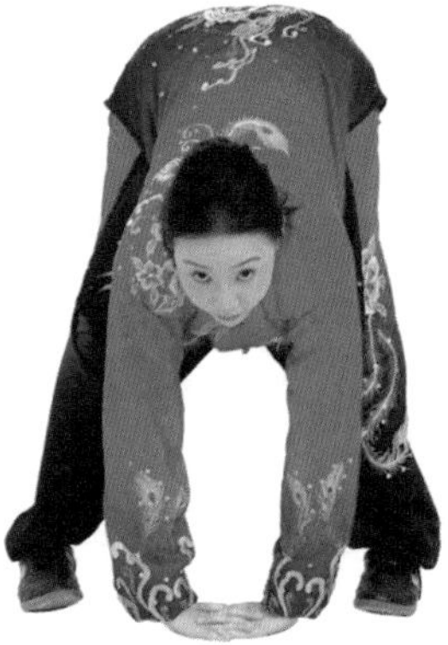

图 97

右掉尾势

右掉尾势与左掉尾势动作相同，唯方向相反。

动作一 右势最后一动后，双手自然放松，掌心朝下，十指指尖相对，两膝微屈（图 98a、图 98b）。

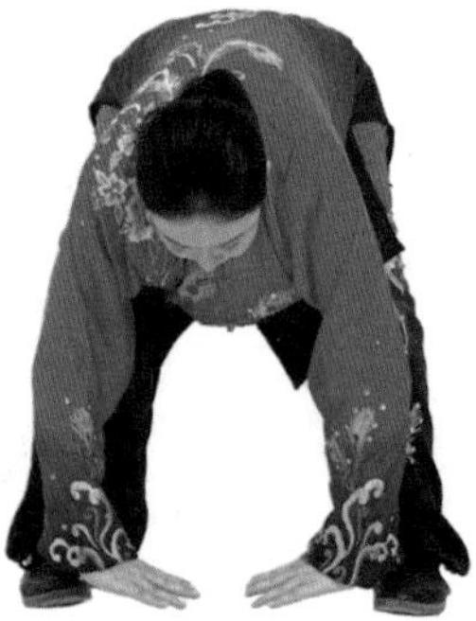

图 98a

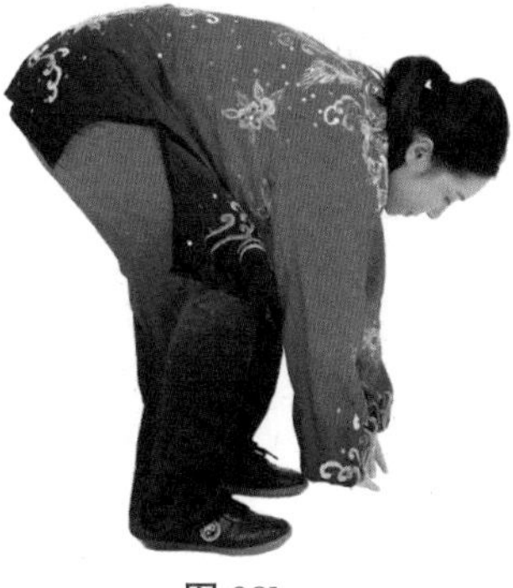

图 98b

动作二 随后上体缓慢抬起至直立，同时两臂外旋，掌心逐渐转向上方，抬至侧平举（图 99、图 100）。

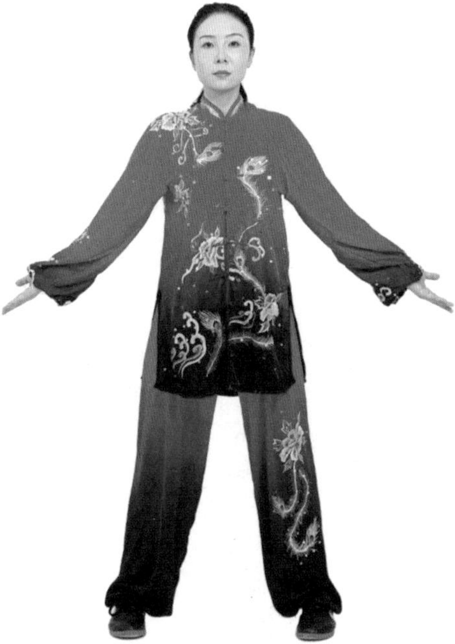

图 99

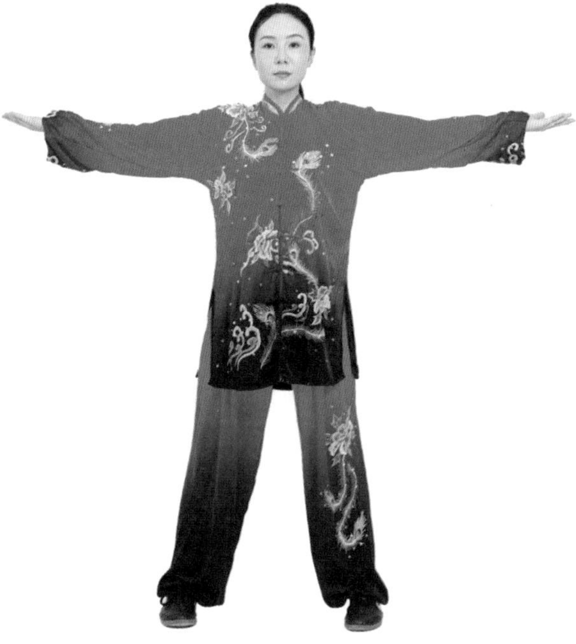

图 100

【注意事项】

❶ 转头扭臀时，头部与臀部相向移动。

❷ 高血压、颈椎病患者及年老体弱者应保持头部动作小而缓慢，并根据个人情况调整前屈和臀部扭动的幅度与次数。

❸ 配合动作，保持自然呼吸，专注于意识，精神内守。

❹ 交叉双手并向下按压，保持不动，同时感受同侧肩部与髋部的配合。

【功理作用】

❶ 通过体前屈、抬头和转尾的左右屈伸运动，能够调和任脉和督脉以及全身气脉，练习后让全身感到舒适与轻松。

❷ 该运动有助于增强腰背肌肉力量，改善脊柱关节和肌肉的活动功能。

收势

技术要领

动作一 接掉尾势。两臂上举，肘微屈，掌心朝下，目视前方（图 101）。

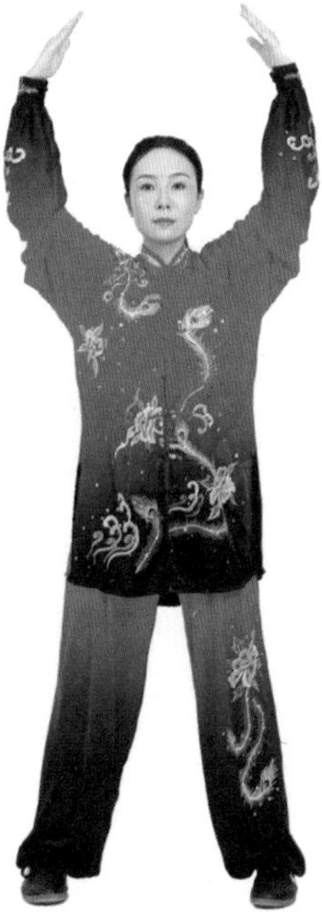

图 101

动作二 ①松肩，屈肘，两臂内收，两掌经由头、面、胸前至与膻中穴同高（图 102）。

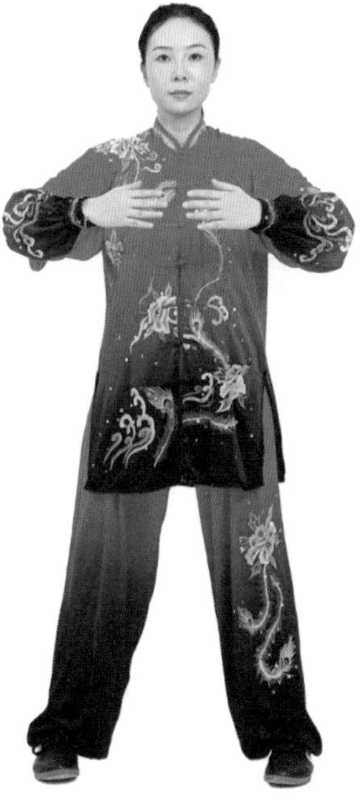

图 102

动作二 ②随后转为掌心朝内，缓缓下落，引气至腹部丹田部位稍停；目视正前方（图 103）。

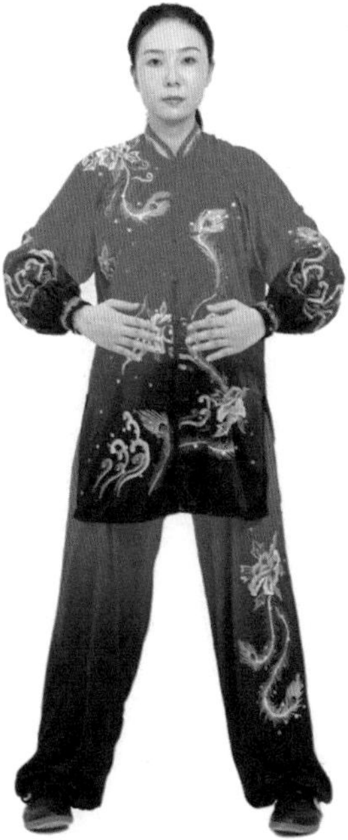

图 103

动作三 两臂放松还原，自然垂于体侧；左脚收回，并拢站立；目视前方（图 104、图 105）。

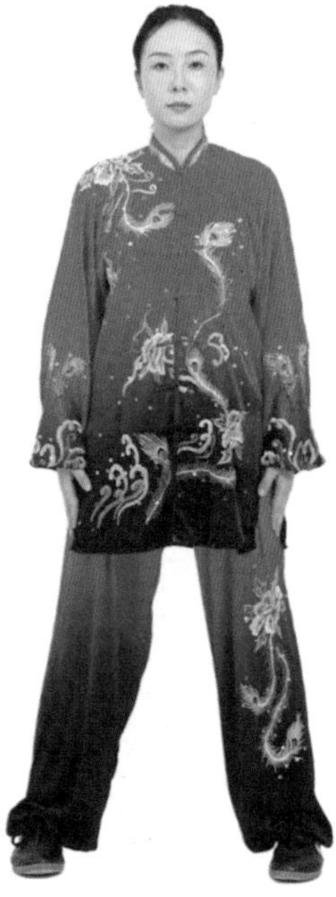

图 104

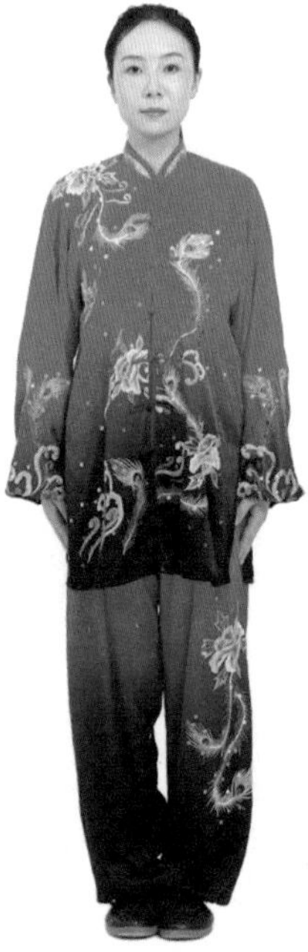
图 105

【注意事项】

❶ 双手下引至腹部以后，意念随双手下引至腹部稍停。

❷ 下引时，两臂匀速缓缓下行。

❸ 两臂上举时，头正，目视前下方。

【功理作用】

❶ 上肢上抱下引的动作有助于将气引导回丹田。

❷ 该动作能调节全身肌肉和关节，达到放松肢体的效果。